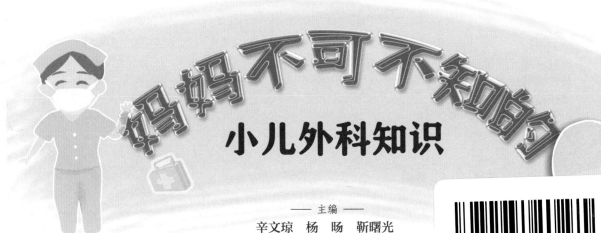

妈妈不可不知的
小儿外科知识

—— 主编 ——

辛文琼　杨　旸　靳曙光

—— 编者 ——

四川大学华西医院

李长琴　冯　利　梁园园　姜美玲　王丽思　刘　甜　谢德琼

四川大学华西第二医院
王　佳

—— 绘图 ——
李陶睿

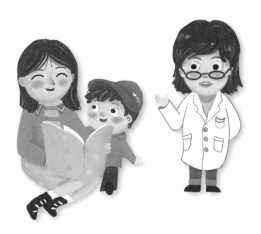

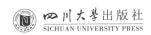

四川大学出版社
SICHUAN UNIVERSITY PRESS

项目策划：段悟吾　周　艳　张　澄
责任编辑：张　澄
责任校对：谢　瑞
封面设计：李陶睿　阿　林
责任印制：王　炜

图书在版编目（CIP）数据

妈妈不可不知的小儿外科知识 / 辛文琼，杨旸，靳
曙光主编 . — 成都：四川大学出版社，2021.8
ISBN 978-7-5690-4895-7

Ⅰ . ①妈… Ⅱ . ①辛… ②杨… ③靳… Ⅲ . ①小儿疾
病—外科—诊疗 Ⅳ . ① R726

中国版本图书馆 CIP 数据核字（2021）第 163862 号

书名　　妈妈不可不知的小儿外科知识
　　　　MAMA BUKEBUZHI DE XIAO' ER WAIKE ZHISHI
────────────────────────
主　　编　辛文琼　杨　旸　靳曙光
出　　版　四川大学出版社
地　　址　成都市一环路南一段 24 号（610065）
发　　行　四川大学出版社
书　　号　ISBN 978-7-5690-4895-7
印前制作　跨克创意
印　　刷　四川盛图彩色印刷有限公司
成品尺寸　185mm×210mm
印　　张　5
字　　数　67 千字
版　　次　2021 年 8 月第 1 版
印　　次　2021 年 8 月第 1 次印刷
定　　价　40.00 元
────────────────────────
版权所有 ◆ 侵权必究

四川大学出版社
微信公众号

目录
Contents

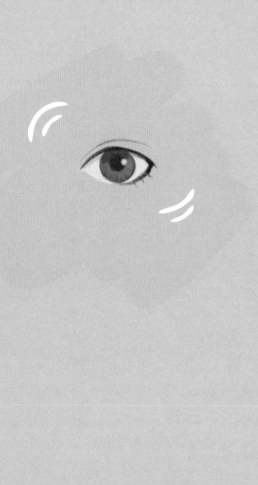

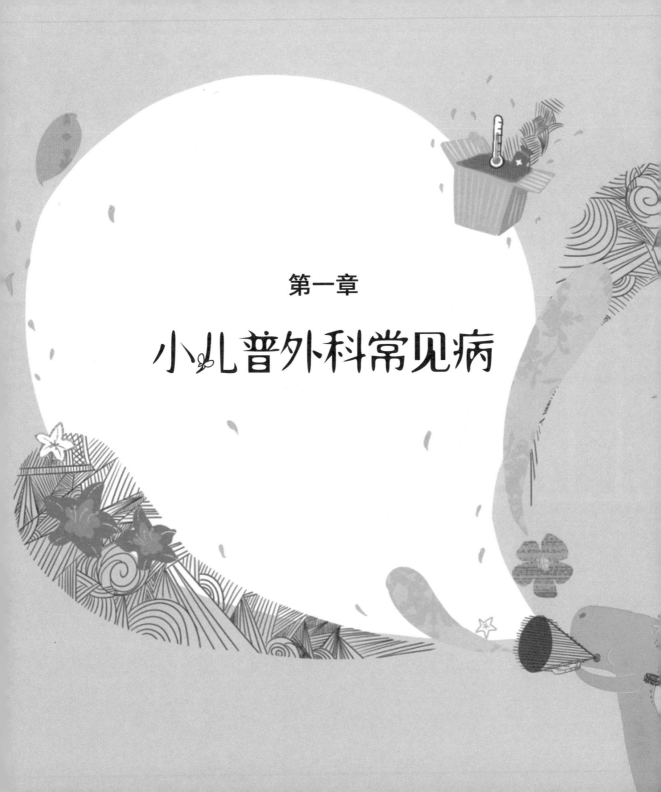

第一章

小儿普外科常见病

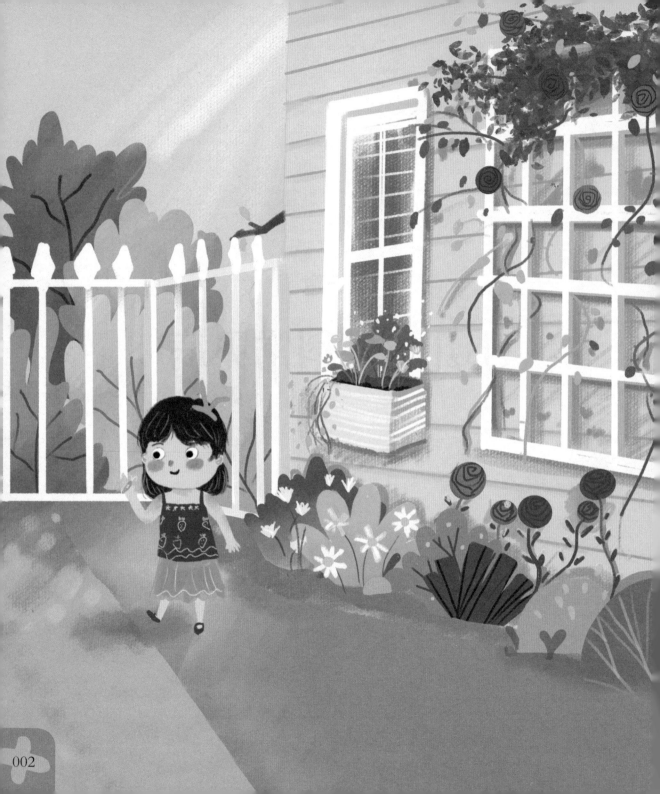

再见"草莓公主"

　　红红的手臂上长了一个像草莓一样的红肉肉，它从红红出生的时候就一直陪着红红，那个时候还是一个很小的红点。红红很听医生的话，一直在爸爸妈妈的帮助下服用一种叫"普萘洛尔"的药物，但是最近短短3个月，小红点长成了"大草莓"。奶奶说："红红是咱家的'草莓公主'。"爸爸妈妈却很担心，于是带着红红来到了四川大学华西医院小儿外科。

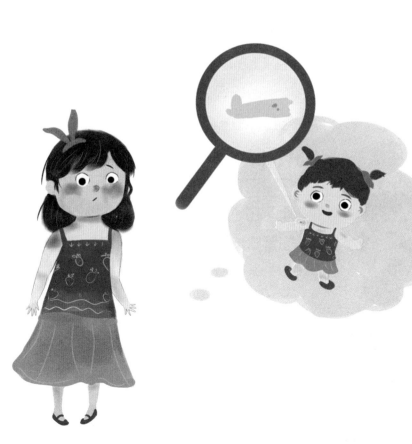

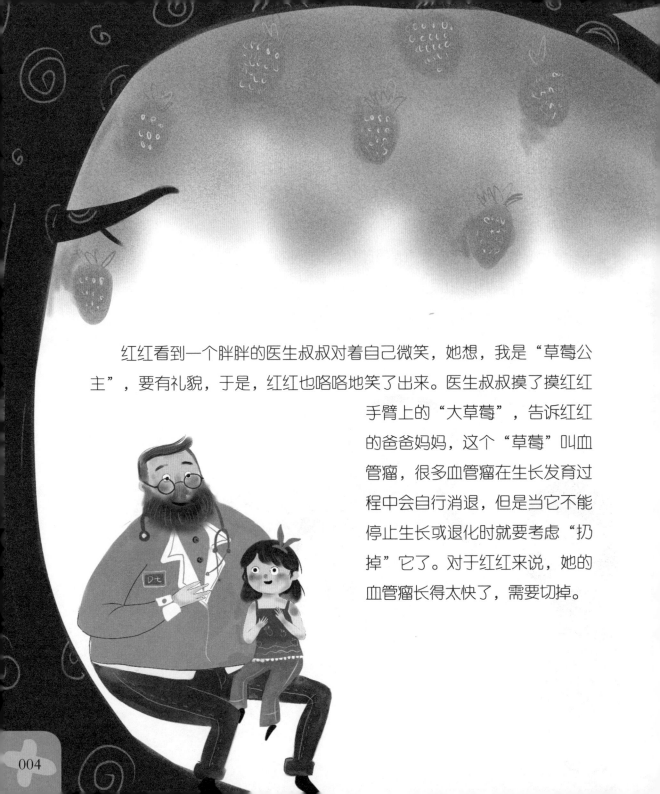

红红看到一个胖胖的医生叔叔对着自己微笑，她想，我是"草莓公主"，要有礼貌，于是，红红也咯咯地笑了出来。医生叔叔摸了摸红红手臂上的"大草莓"，告诉红红的爸爸妈妈，这个"草莓"叫血管瘤，很多血管瘤在生长发育过程中会自行消退，但是当它不能停止生长或退化时就要考虑"扔掉"它了。对于红红来说，她的血管瘤长得太快了，需要切掉。

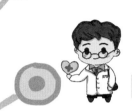

【医生叔叔有话要讲】

　　血管瘤由血管组织的错构、瘤样增生形成，分为原发性和继发性两种，其中约80％属原发性，是小儿时期常见的良性肿瘤。约75％的小儿血管瘤在出生时就已存在，其余的也多在1岁内出现，女婴较男婴多见，多见于头部、颈部、胸部皮肤，其他部位皮肤黏膜也可见。根据形态不同，血管瘤可分为浅表型、深部型和混合型。血管瘤的治疗方法应根据病损类型、位置及患儿的年龄等因素来选择。目前的治疗方法有手术治疗、药物治疗等，半数以上的血管瘤可自行消退，因此除非是严重或增生特别迅速的血管瘤，在早期一般可持观望和姑息治疗的态度。

　　检查手段：

1. B超检查。

2. 细胞学穿刺检查。

3. 血管造影。

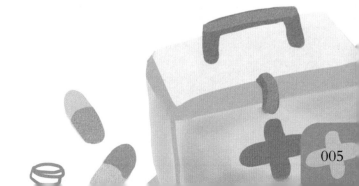

在医生叔叔的安排下，红红做了术前相关检查和准备。手术结束红红醒来时，"大草莓"的位置已经被一圈白色纱布包裹着，红红感到很疼，大哭了起来，妈妈抱着红红，轻轻拍着她的背说："虽然'草莓'公主的'大草莓'不在了，可是你却得到了白色袖章，你是最勇敢的公主。"

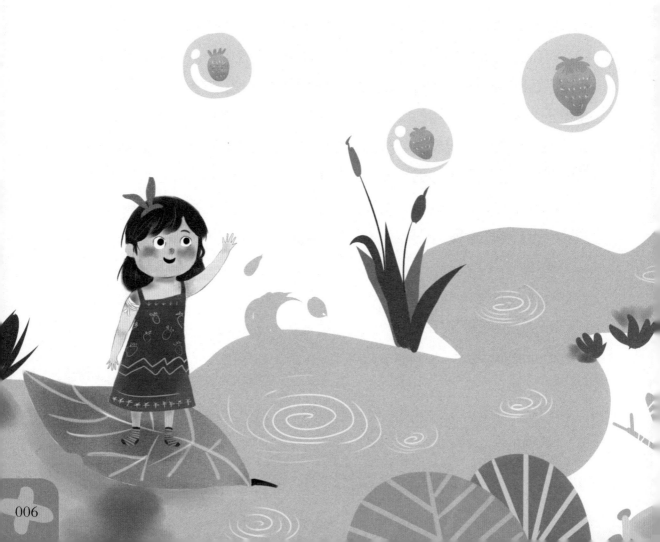

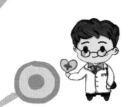

【医生叔叔有话要讲】

日常要保持患儿全身皮肤清洁、干燥，勤洗澡，避免汗液浸湿血管瘤。勤剪指甲，以免患儿抓破血管瘤导致感染。避免血管瘤受外力挤压、碰撞破裂而引起大出血。血管瘤处禁用热水烫洗，以避免造成血管瘤的损伤和感染。对于巨大血管瘤患儿，医生还要观察有无神经压迫症状。

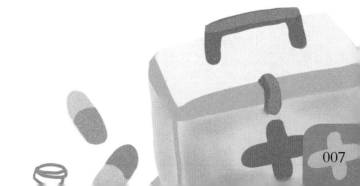

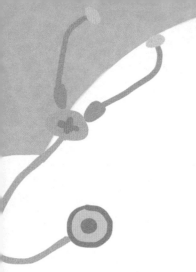

术后护理：

1. 全麻清醒4小时后先饮温开水，若无呕吐等不适，可给予清淡、易消化的食物。

2. 观察伤口有无渗血、渗液，保持伤口敷料清洁、干燥。

3. 四肢部位血管瘤术后要适当抬高患肢，避免或缓解患肢肿胀，同时密切观察患肢有无感觉运动障碍。

4. 巨大血管瘤术后有复发可能，术后1个月复查1次之后每6个月至1年复诊1次。

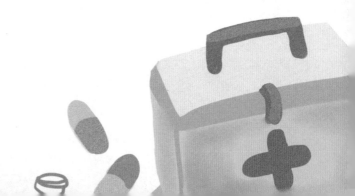

腹股沟的"龙珠"

　　火火是个1岁的混血男孩，家里所有人都很爱他、迁就他。除了他长得非常可爱，还有一个重要原因，这也是火火的秘密——火火的腹股沟里有颗"龙珠"。只要火火剧烈哭闹，它就会显露真身，在火火的腹股沟区域出现，让火火疼痛不已。但是，只要火火安静下来，"龙珠"就会悄悄地藏起来。

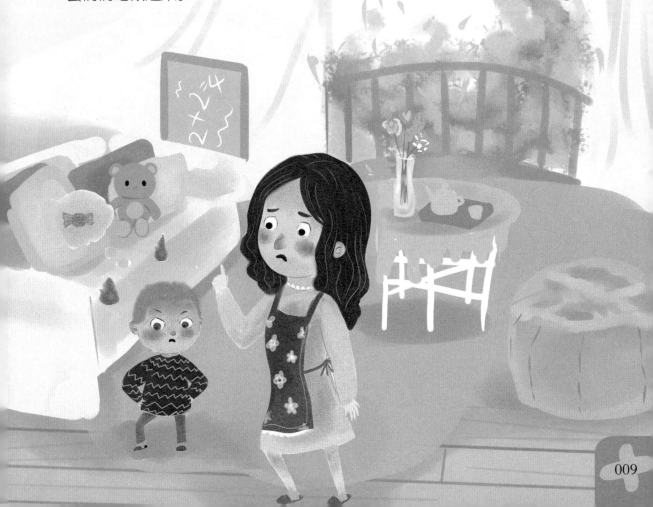

这天，火火又哭闹起来："妈妈不给我糖吃！气死我啦！气死我啦！呜呜呜！"火火大喊大叫着，仿佛小火山爆发了。眼看着"龙珠"又跑了出来，妈妈马上抱着他温柔地安慰。火火慢慢地安静了下来，可是，这次"龙珠"却不再藏起来了。妈妈着急地抱着火火来到了四川大学华西医院急诊科。

经过B超检查，医生叔叔发现火火得了腹股沟疝。医生叔叔尝试着进行手法复位，但是"龙珠"却卡在腹股沟一动不动，只好对火火的妈妈说："孩子腹股沟疝嵌顿了，内容物是肠管，时间久了会导致缺血，所以要立即行急诊手术治疗，现在开始禁食禁饮吧。"

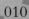

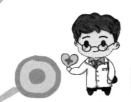

【医生叔叔有话要讲】

腹股沟疝是疝内容物从腹壁下动脉外侧的腹股沟管内突出，经过腹股沟管穿出腹股沟管外环，进入阴囊所致的一类疾病。

病因：

1. 腹股沟内环口未闭：常由遗传因素造成。

2. 腹腔内压力增高：常由婴幼儿经常咳嗽、打喷嚏、用力排便、过度啼哭等造成。

小儿腹股沟疝一旦发生，家长应给予足够的重视，因疝内容物下坠，如不能及时还纳，易造成嵌顿，甚至导致肠坏死。

检查手段：

1. 透光试验：腹股沟疝透光试验阴性，此法可用于与鞘膜积液相鉴别。

2. B超检查。

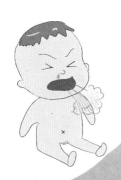

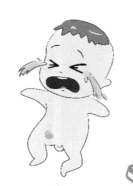

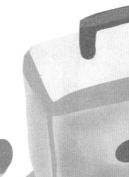

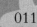

火火迷迷糊糊地醒来，发现"龙珠"不见了，肚子上多了三个小小的"贴纸"。医生叔叔告诉火火："'龙珠'回到自己家里了，以后你多吃蔬菜水果、听妈妈的话，它就不会出来捣乱了。"火火觉得很不好意思，偷偷红了脸。

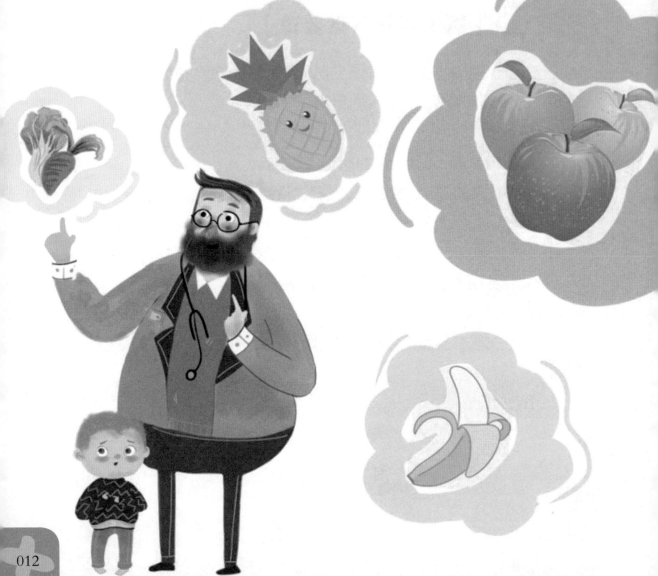

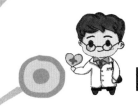

【医生叔叔有话要讲】

　　小儿外科医生治疗腹股沟疝常采用腹腔镜腹股沟疝修补术。在腹腔镜下修补单侧腹股沟疝时还可以探查对侧并进行治疗，伤口美观、不留瘢痕，目前腹腔镜腹股沟疝修补术已得到国内外的认可。

　　预防方法：

　　1. 经常观察小儿的腹股沟部或阴囊处是否存在时隐时现的肿块（男孩患腹股沟疝较多，但女孩也可发生）。

　　2. 增强体质，提高机体抵抗力，以减少感冒、咳嗽等。

　　3. 多进食易消化和富含纤维的食物，保持大便通畅，避免腹腔内压力过高。

　　4. 避免长时间的剧烈运动。

　　5. 避免过度哭闹。

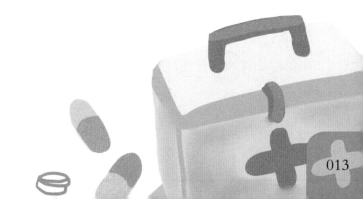

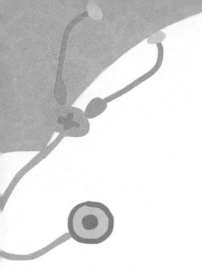

术后护理：

1. 保持伤口敷料清洁、干燥，术后7天左右伤口可愈合。

2. 宜进食易消化、富含纤维的食物，保持大便通畅，避免腹腔内压力增高。

3. 麻醉清醒后6小时可进食，术后可下床活动，3个月内避免剧烈活动。

4. 注意观察有无复发。

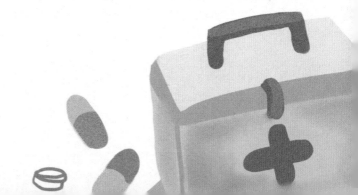

套在一起的肠管

　　漆黑的夜色里，回荡着胖胖（10个月）的哭闹声。妈妈觉得很奇怪，前段时间胖胖感冒了，所以夜里睡得不安稳。可是今天一天，胖胖都是哭闹不安，刚安静5～10分钟，又剧烈哭闹起来。妈妈抱着胖胖轻摇着，哼着歌来回走动。突然，胖胖把刚才喝的奶全部吐了出来，接着还排出了血便。妈妈吓了一跳，立即带着胖胖来到了四川大学华西医院急诊科。

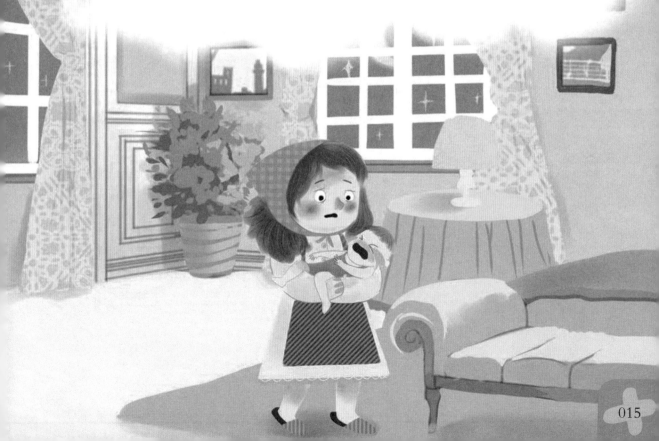

医生叔叔为胖胖进行腹部B超检查以后，指着报告上的同心圆征说："宝宝近端肠钻进邻近远端肠腔内，两段肠子套在了一起。因为套入肠管的时间比较长，肠管发生了水肿、坏死，只能通过手术治疗，现在开始，要禁食禁饮了。"

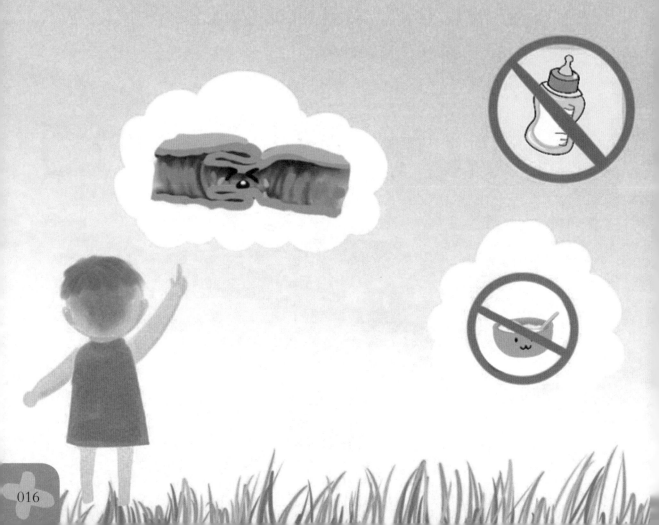

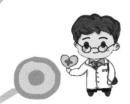

【医生叔叔有话要讲】

肠套叠是指部分肠管及其肠系膜套入临近肠腔内，造成一种绞窄性肠梗阻，分为原发性和继发性两种。约95%为原发性，常见于婴幼儿，其中回盲型最常见，占50%～60%，是婴幼儿时期常见的急腹症。临床表现为阵发性腹痛、呕吐、果酱样血便、腹部包块、全身中毒症状（发热、脱水、昏迷、休克等）。

检查手段：

1. 腹部B超检查，可见套筒征或同心圆征。
2. CT检查，B超检查难以确诊时采用。

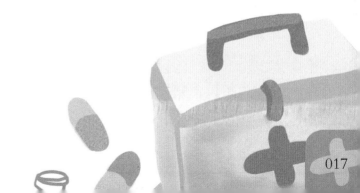

胖胖醒来后很想喝奶，医生叔叔告诉他："小胖胖，肛门没有排气之前不能吃东西，我们再坚持坚持。"术后第二天胖胖拉粑粑了，可是大便还是黏液样血便，妈妈很担心，医生叔叔安慰道："术后短时间排血便不用过于担心，后面几次就正常了，现在要加强观察，对了，胖胖排大便了，肚子也不涨了，可以给他喝点水了。"妈妈听了医生的话暗暗放松下来，心想："胖胖，妈妈期待你快些好起来，加油！"

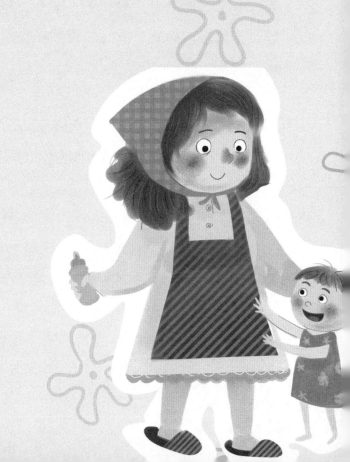

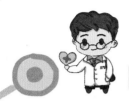 **【医生叔叔有话要讲】**

原发性肠套叠病因尚不明确，有人认为与婴儿回盲部系膜固定未完善、活动度大有关，此外肠管病变、饮食改变、腹泻及病毒感染等可导致肠功能紊乱，从而诱发肠套叠。

治疗方法：

1. 非手术治疗：灌肠疗法适用于病程48小时以内、全身情况良好者，首选空气灌肠。

2. 手术疗法：用于灌肠不能复位，病程超过48小时，伴有全身中毒症状，疑为小肠型肠套叠者。

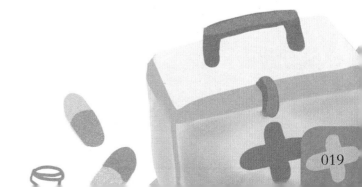

术后护理:

1. 保持敷料清洁干燥,防止感染,术后7~10天拆线。

2. 术后禁食禁饮,待肠道蠕动恢复后合理进食,从流质饮食慢慢过渡到普食,及时观察大便颜色、性状,忌不洁饮食、暴饮暴食。

3. 早期活动,防止肠粘连,病情稳定后,及早下床活动,伤口恢复前及进食后不宜做剧烈运动。

4. 观察有无呕吐、腹痛、便血等肠套叠复发症状。如有上述症状,及时就诊。

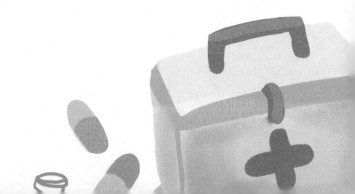

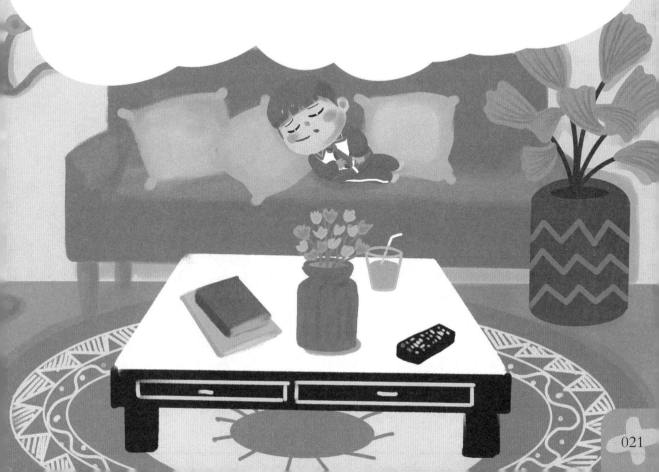

藏在身体里的"鼠尾巴"

今天，爷爷带海海去吃了好多好吃的。到了晚上，海海突然觉得肚子好疼，妈妈一边用手掌给他按摩肚子，一边责怪道："看你还乱吃东西不！"没想到妈妈一摸肚子，海海反而觉得更疼了，哇哇大叫起来。妈妈吓坏了，连忙把海海送到四川大学华西医院小儿外科。

护士阿姨用平车把痛得蜷缩成一团的海海推入病房，走廊两侧五颜六色的涂鸦让他暂时忘记了疼痛，安静了下来。护士阿姨轻轻把他放在病床上，轻声安慰着。随后，医生叔叔也来了，他在海海肚皮上轻轻按压，当手指按到肚脐周围时，海海轻哼起来，按到右下腹时，海海实在忍不住哭着说："叔叔，海海疼。"医生摸摸他的头，说："海海，现在我们要做个检查，抓住你肚子里调皮捣蛋的'鼠尾巴'，好不好？"经过检查，医生看见了海海肚子的"鼠尾巴"，原来，就是它让海海肚子疼。

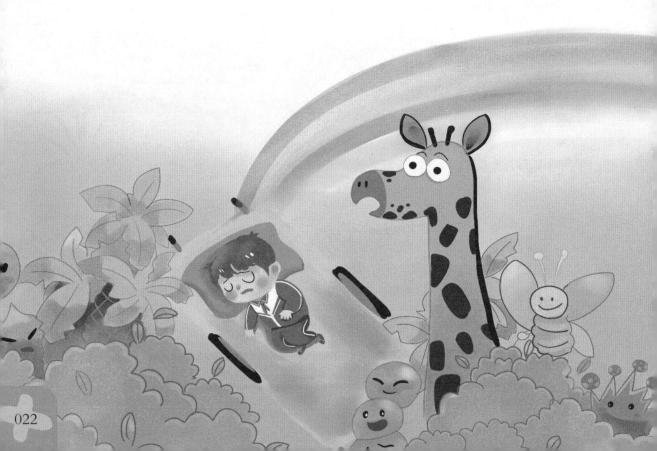

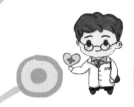 **【医生叔叔有话要讲】**

急性阑尾炎是外科常见病，发病率居各种急腹症的首位。转移性右下腹痛及麦氏点压痛、反跳痛为其常见临床表现，但是急性阑尾炎的病情多变。其临床表现为持续伴阵发性加剧的右下腹痛、恶心、呕吐，多数患者白细胞和嗜中性粒细胞计数增高。急性阑尾炎一般分四种类型：急性单纯性阑尾炎、急性化脓性阑尾炎、坏疽及穿孔性阑尾炎、阑尾周围脓肿。儿童急性阑尾炎开始通常表现为上腹部或脐周痛，且病情进展快，并发穿孔的概率比成人高，易发生弥漫性腹膜炎。

对于无表达能力、查体不配合的患儿，如何早期识别阑尾炎呢？如小儿出现不明原因的哭闹、发热、拒食、呕吐、腹泻、精神差等，应尽早就诊，以免延误病情。

检查手段：

1. 腹部查体：右下腹痛、肌紧张、反跳痛，腰大肌刺激征和举腿试验阳性。

2. 辅助检查：B超、X线、血液检查。

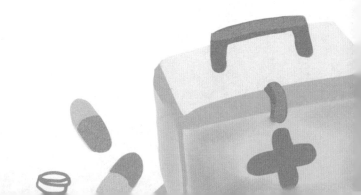

医生叔叔告知海海的爸爸妈妈："海海的阑尾已经化脓了，必须要行急诊手术切除。"海海吓得浑身发抖，护士阿姨察觉后微笑着说："海海，手术室里有好多蒙面超人呢，他们会保护你的。"进手术室后，果然看到好多"蒙面侠"（带着口罩、穿着手术衣的医生、护士），其中一个阿姨给了海海一个面罩，说带上它就可以看魔法表演了。海海带上它以后，慢慢地睡着了。

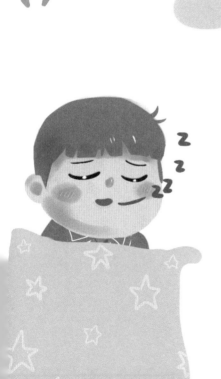

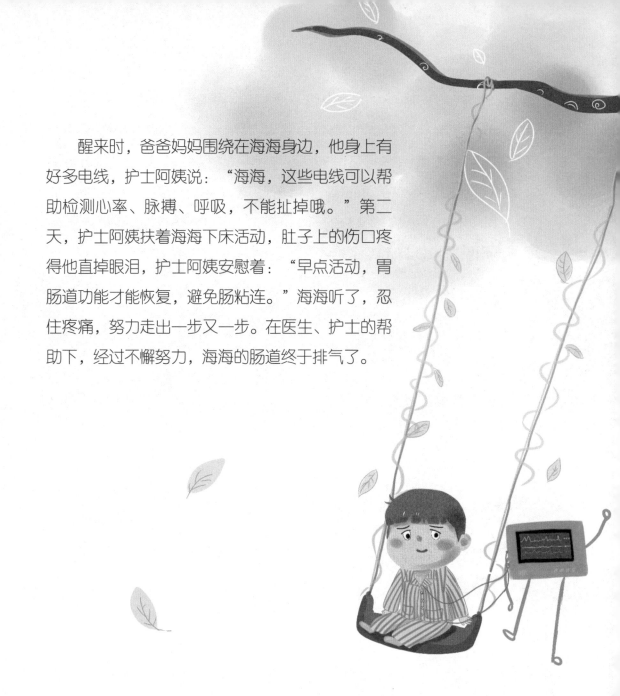

醒来时，爸爸妈妈围绕在海海身边，他身上有好多电线，护士阿姨说："海海，这些电线可以帮助检测心率、脉搏、呼吸，不能扯掉哦。"第二天，护士阿姨扶着海海下床活动，肚子上的伤口疼得他直掉眼泪，护士阿姨安慰着："早点活动，胃肠道功能才能恢复，避免肠粘连。"海海听了，忍住疼痛，努力走出一步又一步。在医生、护士的帮助下，经过不懈努力，海海的肠道终于排气了。

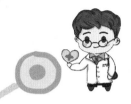

【医生叔叔有话要讲】

急性阑尾炎首选手术治疗，非手术治疗仅适用于早期单纯阑尾炎或有手术禁忌者。术前需禁食禁饮，行补液消炎治疗。

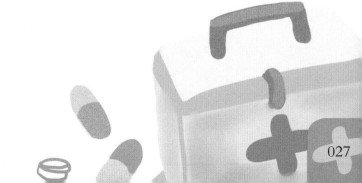

术后护理：

1. 早期活动：术后6小时后需床上勤翻身，第二天下床活动，以防止肠粘连。

2. 饮食：术后禁食禁饮，待肛门排气、肠蠕动恢复后，在医护人员指导下进流质饮食，避免食用牛奶、豆制品等产气多的食物，术后7天左右过渡至普食。

3. 伤口护理：化脓性阑尾切除后伤口处会引流出大量渗液，需密切观察渗液的颜色、性状、量，及时更换伤口敷料。

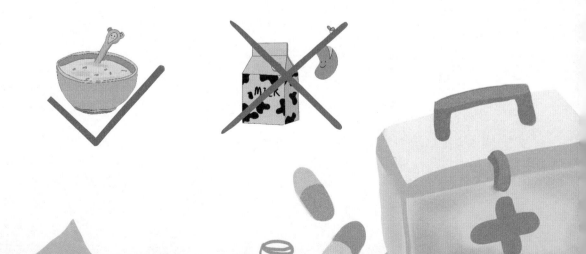

可以打鼓的肚子

8岁的可可扎着两个羊角辫，看起来非常活泼可爱。妈妈说，别看可可现在身体健康、聪明伶俐，在出生第2天，可可呕吐了很多黄绿色液体，更可怕的是她精神非常萎靡，小脑袋耷拉着，哭不出声音，48小时没有排大便，肚子膨胀起来，仿佛一个可以敲响的小鼓。

当时医院的产科医生很担心，把可可放在暖箱内保护起来，转诊到了四川大学华西医院小儿外科。

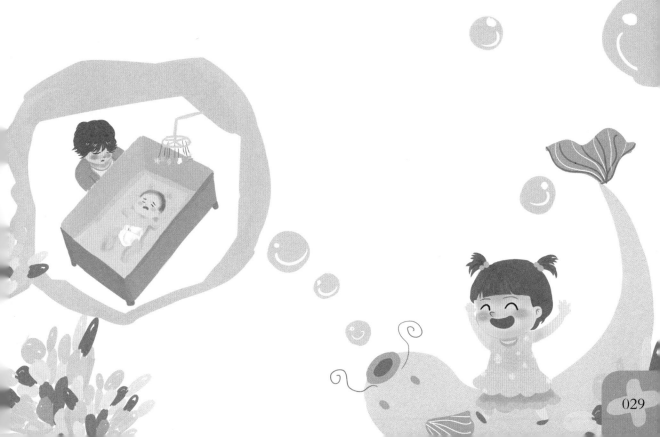

医生阿姨为可可做了一系列详细检查。护士阿姨用一根管子从可可鼻腔插入，连接到胃里，通过负压吸引器把肚子里多余的液体、气体引流了出来。安上这个管道以后，可可呕吐、腹胀都明显缓解了，哭声也洪亮起来。第4天，可可终于排出了墨绿色稀大便，妈妈脸上有了一丝微笑。接着，护士阿姨又用细细的肛管、温热的生理盐水给可可轻柔地灌肠，每天一次的灌肠帮助可可排出了更多的气体和大便。在可可不再呕吐、肚子也越来越扁以后，医生阿姨进行了巨结肠活检手术，发现可可患有先天性巨结肠。

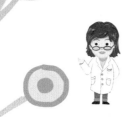

【医生阿姨有话要讲】

　　巨结肠是肠神经系统发育异常引起的结肠低位性肠梗阻。90％的巨结肠患儿出生后有排胎粪延迟（出生后24～48小时还不能自排大便），可伴有腹胀、呕吐。较大婴儿或者儿童主要表现为便秘，肛门排气少和反复腹胀。巨结肠可能导致肠炎，表现为高热、腹泻和大便恶臭，严重者可以因为感染性休克而危及生命。多数患儿还存在营养不良和生长发育迟缓。大多数患儿病变肠管累及直肠和部分乙状结肠，称为常见型。也有一些可能累及更大范围的结肠甚至整个结肠和部分小肠，称为长段型和全结肠型。还有少数患儿的病变段很短，称为短段型，这类患儿一般发病比较晚。

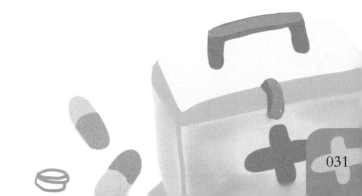

尽早诊断和治疗巨结肠相当重要。治疗越晚，患儿越容易发生小肠结肠炎，扩张段肠内细菌过度生长释放细菌毒素，使大量液体由肠腔丢失，或腹泻使得大量电解质丢失引起脱水甚至死亡。因而排便异常、怀疑为巨结肠者，应该及时就诊，早期诊断。巨结肠的确诊并不是那么容易，需要结合以下几种检查结果。

1. 钡剂灌肠：典型表现是远端直肠和结肠狭小，近端扩张，在扩张段与狭窄段之间存在漏斗状的移行段。但在新生儿期可能缺乏典型的表现。

2. 直肠肛门测压：在肛门放入一个特制的气囊，测量括约肌对直肠内压力变化的反射，如果反射消失，则有巨结肠的可能。

3. 直肠活检：这是巨结肠诊断中最重要的一项检查。所有高度怀疑巨结肠的患儿都应该进行直肠活检，医生经过肛门从直肠里取出一小块肠壁组织，病理科医生检查有无神经节细胞。

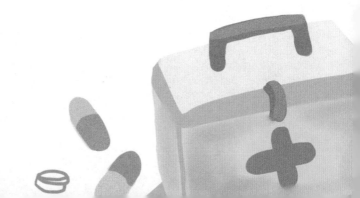

医生阿姨对可可妈妈说："这种病会影响肠道功能，导致严重便秘。"接着，医生阿姨制订了特殊的营养计划，还教会了妈妈灌肠方法，做好所有准备工作以后，医生阿姨为可可做了巨结肠根治手术，取出了没有神经节细胞的结肠部分，重新连接剩余正常结肠。手术很顺利，手术后第2天，医生阿姨就允许可可喝奶了，又观察了几天，可可就回家了。出院以前，医生阿姨叮嘱可可妈妈，过几天还要回医院来，医生要检查肠道愈合的情况，进行扩肛治疗。

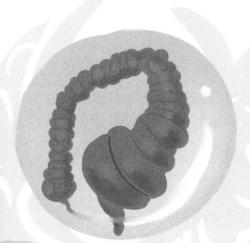

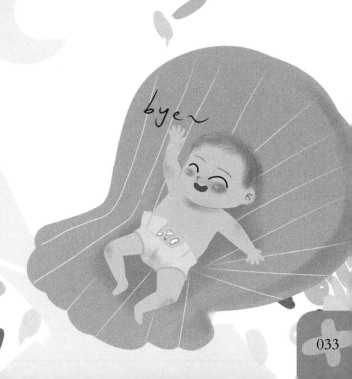

bye~

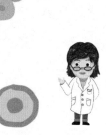

【医生阿姨有话要讲】

　　巨结肠一旦确诊，只要孩子身体条件允许，就应该尽早手术，以免发生严重的肠炎，影响生长发育，并且避免肠管过度扩张，增加手术难度和风险。目前，多数先天性巨结肠手术都是在腹腔镜铺助下完成的，腹部会有三个很小的孔，肠道切除和吻合是通过肛门完成的。肛门部位的吻合口从外面是看不到的。手术创伤很小，多数患儿第二天就可以开始进食，几天之内就可以出院了。但是术后3周左右要开始扩肛治疗，扩肛并不复杂，医生和护士教会家长自己在家进行扩肛治疗非常重要，扩肛治疗可以预防术后吻合口狭窄和术后结肠炎的发生，一般需要坚持半年左右。对于有些术前存在严重肠炎、病变节段长、肠管扩张明显的患儿，可能需要分次手术，先做一个肠造瘘，让大便能够顺利排出，患儿一般情况改善以后再做根治性手术。

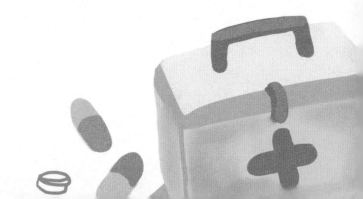

巨结肠手术的效果多数是很好的，大多数患儿手术后可以像正常人一样生活。但是在手术后早期，因为括约肌和肛管黏膜感觉的问题，存在污粪、大便次数多、肛周皮肤糜烂的现象，这个时候需要加强护理，勤换尿不湿，必要时辅助使用一些药物，一般在半年以内，部分在一年以内可以逐渐恢复。

　　婴儿和儿童便秘非常常见，大多数便秘并不是巨结肠引起的。例如满月后的婴儿，如果是完全母乳喂养，有些孩子会很多天才解一次大便，但是大便的颜色和气味都是正常的，孩子也没有腹胀，吃奶和生长发育也很好，这种情况就不需要担心，一般在添加辅食后便秘就会改善。

功能性便秘也是非常常见的，若孩子没有基础疾病，新生儿期和婴儿期大便是正常的，一般在添加辅食后逐渐出现便秘。孩子可能因为大便干结、排便疼痛而不愿意解大便，大便蓄积久了以后水分被吸收，变得更硬、更干，解大便就更困难，形成恶性循环。功能性便秘一般相对顽固，如果不及时干预可能导致继发性巨结肠。治疗上需要家长、孩子和医生共同配合，从饮食、习惯上着手，必要时结合药物治疗。

当然还有很多原因会引起便秘，如果怀疑有巨结肠，应该尽快到小儿外科请医生诊断。

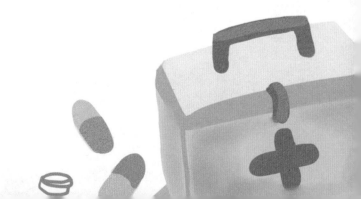

吓人的"包包"

　　帅帅5岁了。平日里他最爱的就是吃各种肉类食物,很不爱吃蔬菜、水果,也不爱喝水,所以,他解大便很不规律,有时大便还很费劲,大便十分干燥,偶尔还带着少许血迹。帅帅觉得一点点血,他才不害怕呢!自己是男子汉了,这种小事情不用告诉爸爸妈妈。

　　有一天,妈妈帮帅帅洗澡时无意发现帅帅肛门口周围有血迹。妈妈心里着急起来,立刻带着帅帅来到四川大学华西医院小儿外科。

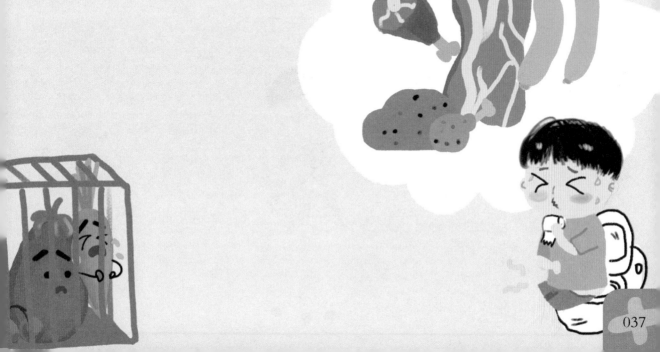

医生叔叔带着手套为帅帅仔细进行了直肠指检，他和蔼地问道："小朋友，你平时就拉过血粑粑吧？"帅帅觉得好神奇，心里想：哇，这个白衣服叔叔难道就是电视里面的神仙？他怎么什么都知道呢？于是帅帅点着头："叔叔，有时候有点血，不过，我可不怕。"说完，他还昂起了小脸。医生叔叔笑了，扭头对帅帅妈妈说："这位妈妈，你平时有点马虎哦，直肠指检扪及肛门上方有个'包包'，这个就是直肠息肉，它和孩子饮食习惯有很大关系。"妈妈听了自责道："平时工作很繁忙，常常忽略了他的饮食，以后一定多关心孩子。"

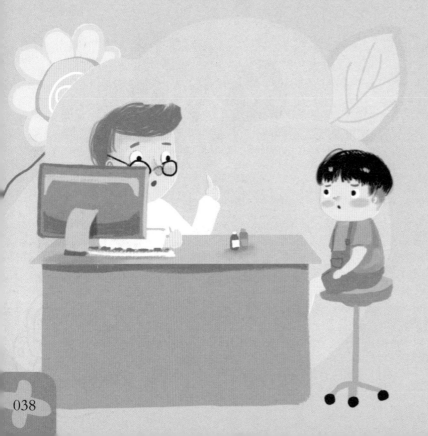

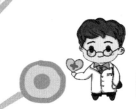

【医生叔叔有话要讲】

直肠息肉是小儿常见病，结肠或大肠息肉在儿童中的发生率为1%～2%。儿童息肉通常发生在3～6岁，男孩多于女孩，为常见的良性肿瘤。慢性便血是其主要症状。在粪便表面有时可见条状血迹，呈鲜红色，不与粪便相混，血量较少。患儿排便时一般无任何痛苦。随着时间的推移，慢性出血可能导致一些儿童缺铁性贫血。

检查手段：

直肠指检、纤维结肠镜或乙状结肠镜检查，可以清楚地看见息肉，并且在直视下经内窥镜可将息肉摘除。

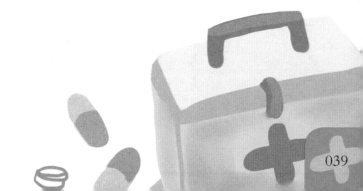

医生叔叔为帅帅进行了纤维结肠镜下直肠息肉切除术。术后，医生叔叔告诉帅帅要改变饮食习惯，要保证均衡的饮食，多喝水，养成良好的排便习惯，否则以后还会长这个包包。帅帅拉着病床被子的一角，不好意思地捂着眼睛说："叔叔，我一定改正只爱吃肉不吃蔬菜的坏习惯。"

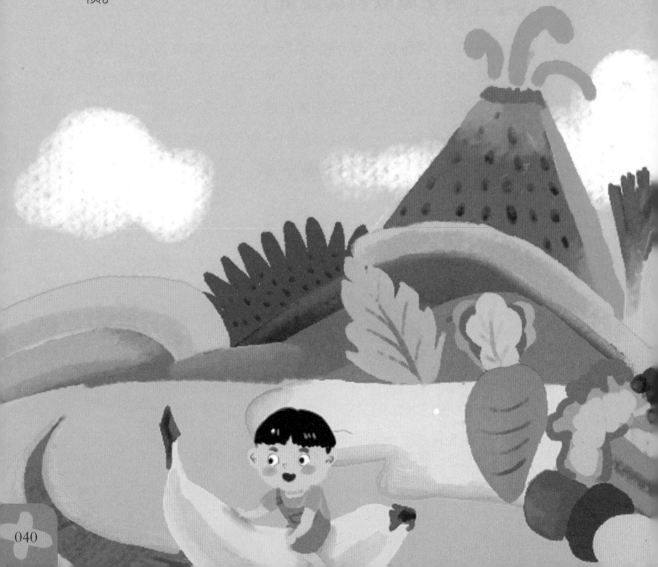

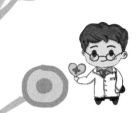 【医生叔叔有话要讲】

预防方法：

直肠息肉形成的重要危险因素是肠黏膜炎性病变和慢性刺激，长期的局限性炎症和含粗糙颗粒的粪便经常摩擦，导致表皮、腺上皮及其下层组织局限性增生，形成息肉。少数病例中，小儿肠息肉也可能是先天性腺瘤类肿物。一旦发生小儿肠息肉要及时治疗，多注意孩子饮食习惯，少吃刺激性食物，保持大便通畅，养成定时排便的习惯。

术后护理：

1. 休息：全麻清醒后可取半卧位，以利于引流和呼吸，不能剧烈活动。

2. 饮食：宜清淡饮食，多吃易消化食物，术后2周内避免高纤维、多渣饮食，忌刺激性食物。

3. 训练排便：保持肛周清洁，训练患儿定期排便，养成良好的排便习惯。

【知识拓展】

肛管直肠脱垂、痔疮

肛管直肠脱垂和痔疮均有肛管直肠向外翻出而脱垂于肛门之外的临床表现，其多见于6个月至3岁的婴幼儿。此外，小儿盆腔支持组织发育不全，不能对直肠起到支持作用；直肠息肉，剧烈咳嗽，呕吐，便秘，腹泻等可致腹部压力增高的因素都可促使脱肛发生。

临床症状：小儿脱肛初期，在排便后肠管从肛门内脱出，随后会自动缩回。反复发作后，每次便后都需要用手托回，常有少量黏液从肛门流出，患儿肛门处有明显不适感，十分害怕解便，常伴有身体乏力、食欲不振、面色萎黄和消瘦。痔疮初期为排便困难，时间久了排便时会出血、肠管从肛门内脱出。

治疗方法：小儿脱肛及痔疮均有自愈倾向，治疗方面以保守治疗为主，大多保守治疗将纠正造成脱肛的原发因素和局部处理相结合。局部处理包括纠正便秘，养成定时排便的良好习惯，避免蹲位姿势排便。直肠脱出后应及时复位，以避免脱出部出现充血、水肿等症状，给复位带来困难。若脱出时间较长、脱出部位充血水肿，甚至出现坏死，应马上带孩子去医院就诊。

预防方法：养成定时排便习惯，避免蹲位姿势排便。

滴血的屁屁

"哎呀！帅帅，你的屁屁又流血了！叫你拉粑粑的时候不要使劲！"

"啊！屁屁好疼！我不拉了！不拉了！呜呜呜，好痛啊……"

"美好"的一天就以这样的对话开始了……

帅帅身体棒棒，爱吃肉肉和饭饭，但就是不爱喝水和吃水果。所以他每次拉粑粑的时候屁屁就好痛，这几次，拉粑粑的时候都流血了，屁屁太痛了，就像火烧一样。爸爸妈妈见他这样下去也不是办法，于是带他去看医生。

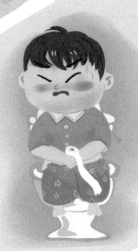

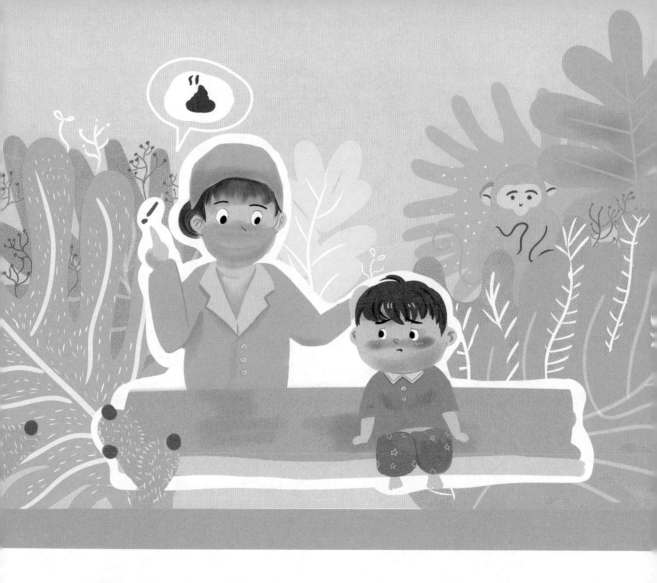

　　医生阿姨看了帅帅的屁屁，又问了帅帅的饮食习惯，于是说："长期以来不好的饮食习惯使大便干燥，拉粑粑的时候就费力，越使劲就越痛，越痛就越不愿意拉粑粑，这样粑粑就会越干，周而复始从而引起了肛裂。"

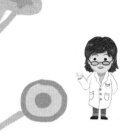

【医生阿姨有话要讲】

　　肛裂指齿状线以下肛管上皮过度伸展造成的肛管上皮纵行全层裂开，引起排便时周期性肛门剧烈疼痛。肛裂分为急性肛裂和慢性肛裂两种，急性肛裂多由长期便秘或外伤引起，多伴有便后滴血，一般容易愈合，小儿肛裂通常为此种类型。慢性肛裂主要是由急性肛裂迁延不愈引起的。临床表现：①疼痛呈周期性、撕裂性剧烈疼痛，排便时痛，排出后短暂（10分钟左右）缓解，之后因括约肌持续收缩再次剧痛。②出血，肛裂出血时有时无，粪便干硬时便后滴鲜血，软便时便中带血，稀便时便中染血。③便秘。④肛周潮湿、瘙痒。⑤全身症状，如腹胀、腹痛等。

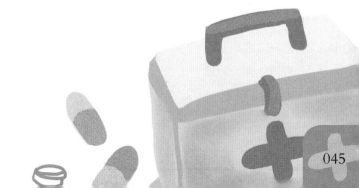

接着医生阿姨又强调说："肛裂不需要特殊药物治疗，但需要在日常生活中及早干预，否则可能引起裂口感染。所以，小朋友现在要乖乖听话了，多吃蔬果多饮水，多做运动勤排便，爸爸妈妈要把宝宝的屁屁清理干净，保持干燥，可用2%～3%温盐水坐浴。"

其实，刚开始泡盐水的时候屁屁也好痛，痛得帅帅眼泪直掉，但是多泡几次就好多了。另外，帅帅努力喝水，蔬菜水果也都不落下，没几天，屁屁已经不流血了，拉粑粑的时候也不费力了。

小朋友们，你们看，这就是不爱喝水，不爱吃蔬菜、水果的坏处，你们可别学故事里的帅帅哟！

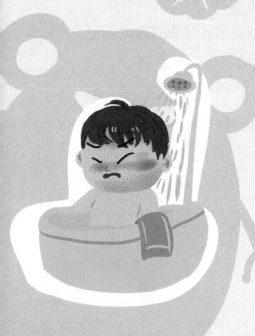
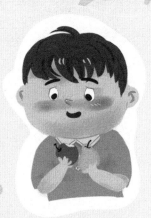
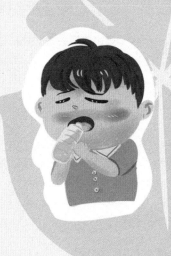

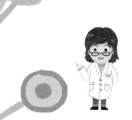

【医生阿姨有话要讲】

急性肛裂绝大多数选择保守治疗，裂口处可用温盐水坐浴后用碘伏消毒，保持局部清洁干燥。慢性肛裂需手术处理。保守治疗需要做到以下几点：

1. 培养小儿按时排便的良好习惯，可以选在餐后，留充足的时间，诱导其排便，避免忍便，造成怕痛、忍便、便干、进一步排便困难、加重肛裂的恶性循环，排便费力时可遵医嘱适当使用开塞露。

2. 保持适当的活动量，促进肠蠕动。

3. 膳食结构科学、合理，在足够摄入蛋白质（鱼、禽、蛋等动物性食物）的同时，多吃新鲜蔬菜、水果等富含纤维的食物，多喝水。

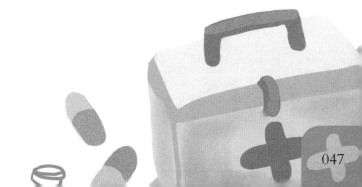

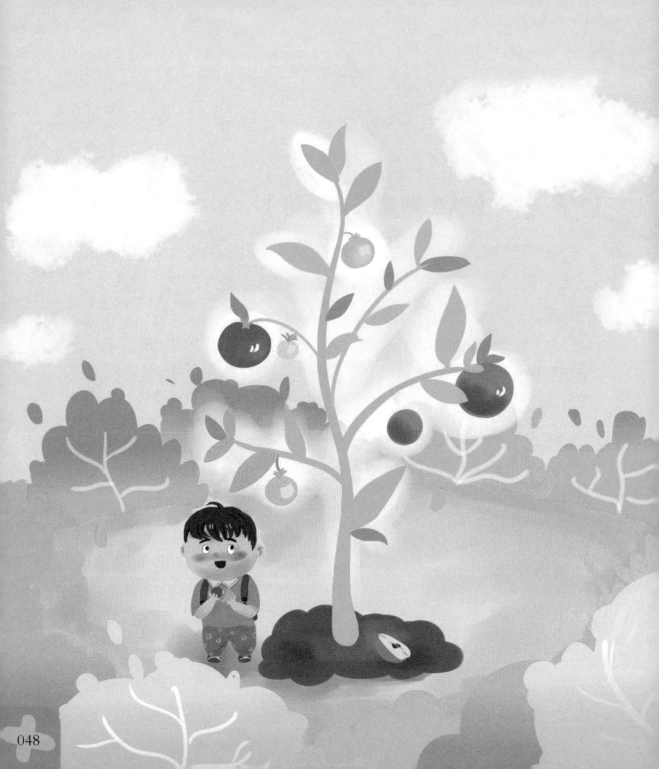

藏在屁屁里的"红太阳"

"哇……哇……"侯宝儿的哭声穿过客厅吵醒了正在卧室小憩的妈妈，妈妈快步跑出房门问外婆："侯宝儿怎么啦？"外婆告诉妈妈："侯宝儿拉臭臭了，需要洗一下！"侯宝儿6个月了，平时是个爱笑的宝宝，很少哭泣，奇怪的是这两天，她特别爱哭，坐着哭、拉臭臭哭、洗屁屁也哭。妈妈打来温水给侯宝儿清洗，洗着洗着发现侯宝儿肛门周围红红的，还有点肿，摸起来烫烫的，像是藏着个"红太阳"，妈妈觉得不对劲，于是急急忙忙带着侯宝儿来到了四川大学华西医院小儿外科。

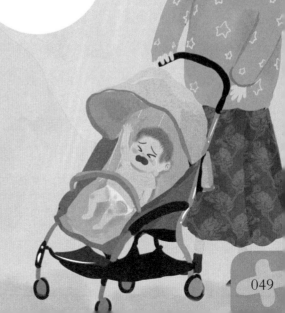

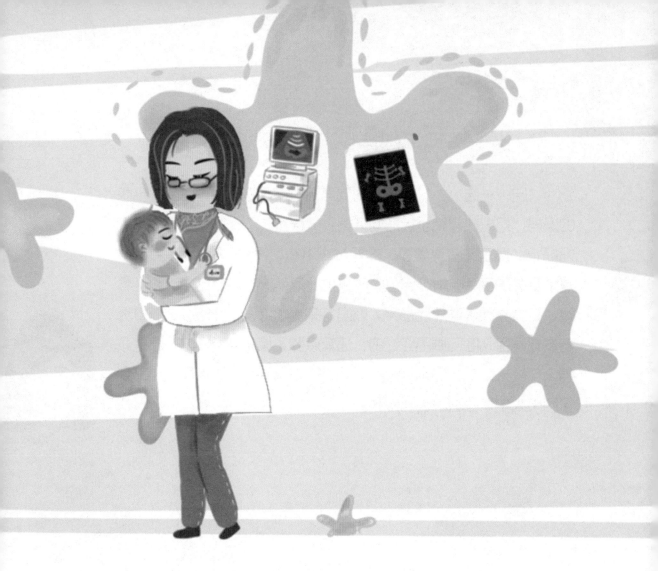

　　医生阿姨看了看侯宝儿，发现肛门旁有隆起，皮肤发红。她带上手套，手指轻柔地放进肛门里摸了摸，发现有波动感，这时侯宝儿又剧烈哭闹起来。医生阿姨抱起侯宝儿拍着她的背，告诉妈妈："宝宝可能发生了肛周脓肿，需要做个B超检查进一步确诊。"

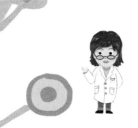

【医生阿姨有话要讲】

　　肛周脓肿是指发生在直肠肛管周围间隙或周围软组织内的急性化脓性感染，并发展成为脓肿，分为肛门周围皮下脓肿、坐骨直肠窝脓肿及骨盆直肠窝脓肿。小儿肛周脓肿以6个月以内的婴儿多见，多为肛门周围皮下脓肿，表现为大便时哭闹，肛周局部红肿，触摸时哭闹加重，触之有波动感，若脓肿破溃，可见脓液排出，可伴有发热。少许症状轻的可以局部用抗生素软膏、温盐水坐浴等治疗，但多数需要行肛周脓肿切开引流手术治疗。

　　检查手段：

　　1. 直肠指检。

　　2. 实验室检查：全身感染特征，如发热患儿可见白细胞计数和中性粒细胞比例增高。

　　3. B超检查：有助于脓肿大小、深浅，以及是否有脓液形成等的判断。

　　4. 诊断性穿刺：局部穿刺抽到脓液则可确诊。

确诊肛周脓肿以后，侯宝儿住院了，护士阿姨为她进行了抽血检查、静脉输入抗生素治疗。很快侯宝儿就到了手术室，麻醉师叔叔让侯宝儿安静地睡着了。侯宝儿做了一个美美的梦，梦里屁屁里的"红太阳"不见了，她一点也不疼了，妈妈又可以轻轻拍着她的屁股唱着歌陪她睡觉了。术后，侯宝儿肛门里夹着油纱躺在床上，妈妈摸着她的脸："宝儿，医生阿姨说了，油纱取掉就好了，不怕。"两天后，侯宝儿要出院了，医生阿姨叮嘱妈妈说："回家后用温盐水坐浴，短时间内不能捂着屁股，要保持肛周皮肤清洁干燥，直到完全恢复。"妈妈说："我一定会照顾好她，宝儿以后屁屁不会再藏'红太阳'了。"

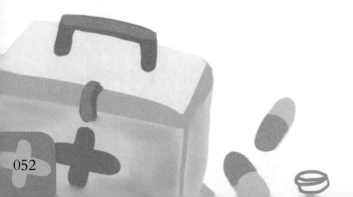

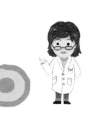

【医生阿姨有话要讲】

预防方法：

1. 注意加强营养，增强抵抗力。进食奶粉的婴幼儿避免频繁更换奶粉，已添加辅食的儿童应合理进食蔬菜、水果等富含纤维的食物，多饮水，尽量避免辛辣食物，保持良好的排便习惯，定时排便，防止腹泻和便秘。若发生便秘，可适当使用开塞露等辅助排便，避免肛门损伤。

2. 注意个人卫生，勤换尿布或尿不湿，多清洗，少干擦，避免发生尿布疹。

术后护理：

1. 用药：遵医嘱合理使用抗生素。

2. 饮食：注意饮食卫生，合理安排饮食结构，防止腹泻和便秘。

3. 伤口护理：保持肛周皮肤清洁干燥。暂停使用尿不湿，多用棉质、柔软、透气尿布，婴幼儿特别是新生儿宜用暴晒或熨过的相对无菌的尿布。坚持用2%～3%温盐水坐浴，水量以完全淹没患处为宜，水温39℃～41℃，每天2～3次，每次20～30分钟。

【知识拓展】

肛瘘指肛门周围的肉芽肿性管道，多数为直肠肛管周围脓肿切开或自行破溃后形成的，由外口、内口及中间的瘘管组成，外口位于肛周皮肤，内口位于肛管或直肠下端。小儿肛瘘常发生在2岁以内，一般有明确的肛周感染史。瘘管位于肛门外括约肌深部以下者称为低位肛瘘，反之称为高位肛瘘。

临床表现：外口经常流脓、肛周潮湿、瘙痒。有时外口暂时闭合，瘘管内脓液积存，出现肛周脓肿症状，当脓肿破溃再次排脓后，症状缓解，如此反复发作。如瘘管引流通畅，则局部无疼痛，患儿常无自觉症状。

治疗方法：手术治疗，低位肛瘘可用挂线疗法或手术切除肛瘘，高位肛瘘的治疗以挂线疗法为主。手术一般选择在1岁后进行，此时患儿大便成形，可以减少术后复发。

术后护理：同肛周脓肿术后护理。

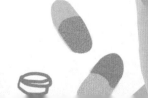
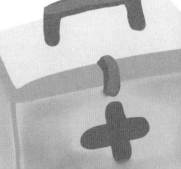

肚子里的"搅拌机"

　　小花是个2岁大的小女生，最近的一段时间里老是说肚肚疼，就像有机器在肚子里搅动一样。刚开始小花的妈妈并没有重视，直到有一次小花的妈妈无意间发现小花全身的皮肤及巩膜颜色要比其他小朋友黄，才想起这段时间小花拉的粑粑是白色的，小便颜色就像茶水一样深，妈妈开始着急了，责备自己真的是个马大哈，于是匆忙带着小花去了医院。

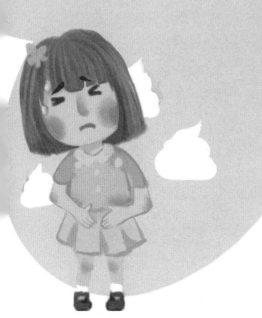

医生叔叔看见小花精神不大好，于是量了体温，不量不知道，一量吓一跳，小花的体温已经飙到39℃了！医生叔叔摸了一下小花的肚子，感觉真有一个"机器"（包块）在小花的肚子里，之后对小花进行了一系列的检查，最后小花住进了小儿外科的住院部。医生叔叔语重心长地告诉小花一家人："小花得的是胆总管囊肿，如不手术可能危及生命。"一听要手术，小花就被吓到了，"哔"的一声，一下子就把肚子里的食物全部吐出来了。护士阿姨安慰他们："你们不要恐惧，呕吐、发热、肚子痛都是这个疾病的表现，现在开始大家一起积极面对疾病。"护士阿姨让小花禁食禁饮，并给她输液。

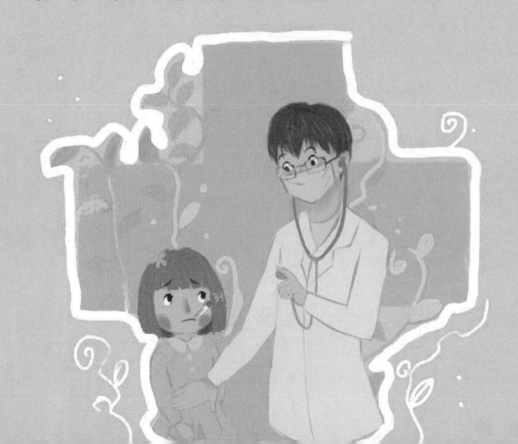

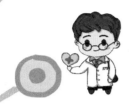

【医生叔叔有话要讲】

胆总管囊肿好发于婴幼儿阶段，大多数呈先天性。

临床表现：

1. 上腹部绞痛并伴有发热。

2. 全身皮肤及巩膜黄染。

3. 大便白色陶土样，小便深黄色。

4. 腹部可触及包块。

术前护理：

1. 宜进食低脂、清淡、易消化饮食。

2. 做好呕吐、误吸的处理。

3. 修剪指甲，勿抓挠皮肤。

检查手段：

B超检查、CT检查、胆道造影检查。一旦确诊，应及时手术。

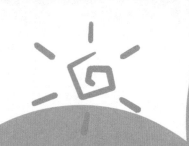

再次看见日出的时候，妈妈抚摸着小花："宝贝，我们做了一个叫胆总管囊肿切除的手术，宝贝以后肚肚就不会痛了。"但是小花的鼻子上多了一根像鱼钩一样的管子（鼻胃管），肚子上也多了一个像吸管一样的东西（血浆管），身上还连着一个有动态画面的仪器（心电监护仪）。虽然这些困惑着小花，但是护士阿姨都耐心地解释着，并且每天都鼓励小花自己在床上玩"左滚滚、右滚滚"的游戏（翻身），仪器取掉后更是陪伴小花下床走路。"扑……"小花不好意思地放了个小屁，护士阿姨说小花这个是"一屁值千金"，说明肠道功能恢复了，待鼻胃管拔掉以后就可以吃东西了，大家都好开心。小花恢复得很好，

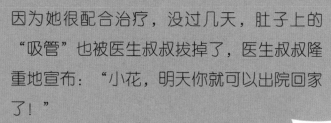

因为她很配合治疗，没过几天，肚子上的"吸管"也被医生叔叔拔掉了，医生叔叔隆重地宣布："小花，明天你就可以出院回家了！"

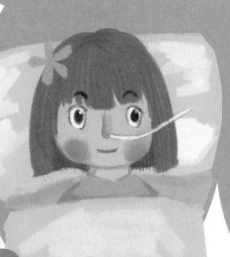

在医生叔叔的指导下，小花一家给小花准备的都是低脂、清淡、易消化饮食，并监督她不暴饮暴食，直到现在，小花的肚子也再没有痛过，一家人都很感激医务人员，当然这和他们自己的努力配合也是分不开的。

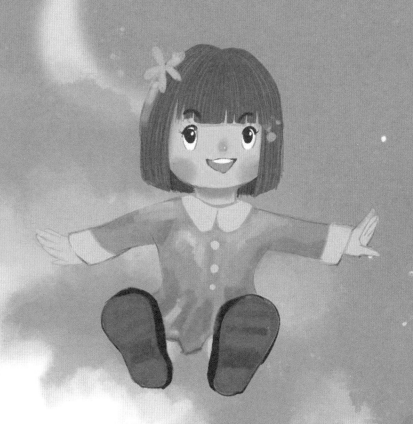

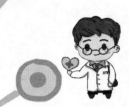 【医生叔叔有话要讲】

胆总管囊肿的手术方式多为胆总管囊肿切除术。

术后护理：

1. 监测患儿的生命体征。

2. 安排胃肠减压，静脉补液。

3. 术后常规安置血浆管，观察引流的情况，勿牵拉、折叠管道。

4. 鼓励患儿勤翻身，多下床活动。

5. 待肠道功能恢复后，在医务人员的指导下进食（低脂、清淡、易消化饮食）。

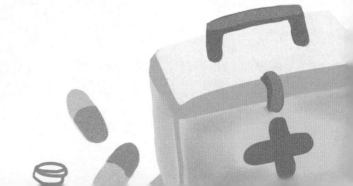

小小"黄人儿"

　　在父母的期盼中，石头顺利出生了，爸爸在石头耳边轻语："小石头，以后要健康长大哦。"可是，世事并没有如愿。第二天，爸爸发现石头皮肤、巩膜变得有点黄，奶奶说没有关系，很快就会好的。可是到了第十天，石头的皮肤、巩膜黄色越来越深，好像一个"小黄人"，大便颜色越来越白，小便也成了深黄色。爸爸妈妈着急了起来："小石头，你怎么啦？爸爸妈妈马上带你去医院。"

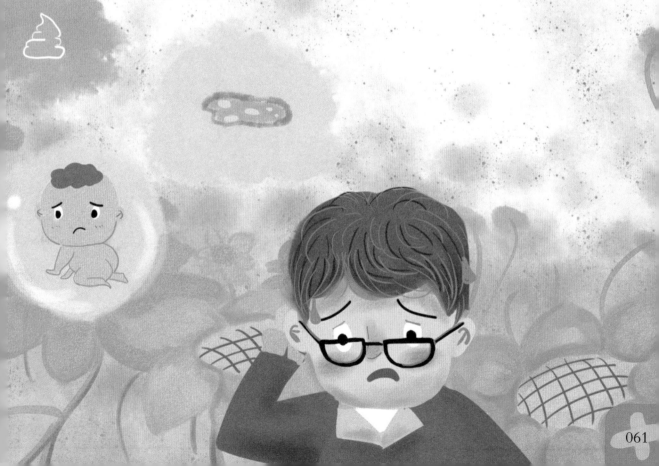

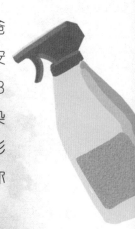

　　白色墙壁、消毒水味道让石头感觉好陌生，他依偎在爸爸怀中不停哭闹起来，医生叔叔详细询问了石头的病情，然后安排石头进行了空腹血、腹部B超等一系列检查。医生叔叔指着B超报告说："这个病叫胆道闭锁，它主要的特点就是皮肤黄染明显，不会消退且日益加深，我们需要通过手术进行胆道造影确诊。"造影结果出来后医生叔叔沉重地告诉石头爸爸："你要做好心理准备，孩子接下来还需要做'葛西手术'。"

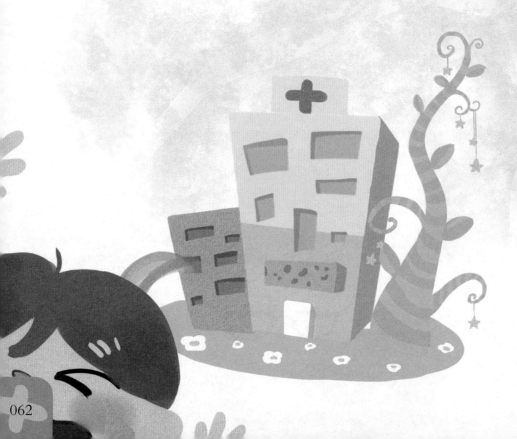

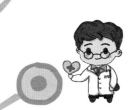

【医生叔叔有话要讲】

胆道闭锁是危及患儿生命的严重疾病，是新生儿期阻塞性黄疸的主要病因之一，由于胆汁不能流入肠腔而进入血液循环，导致皮肤以及巩膜的黄染呈进行性加重，排出白色陶土样大便，最终会导致胆汁性肝硬化和大量腹腔积液、肝功能衰竭。胆道闭锁分为三型：Ⅰ型为胆总管闭锁，Ⅱ型为肝总管闭锁，Ⅲ型为肝门部闭锁，胆道闭锁将近90％为Ⅲ型，也称为不可矫治型。胆道闭锁特征性表现为：进行性加重的不可逆性黄疸，伴皮肤瘙痒，大便呈白色陶土样，小便深黄色，发育迟缓，腹部逐渐膨隆，进行性肝脾肿大。

检查手段：

1. 胆道闭锁筛查方法：大便比色卡检查、B超检查、血清直接胆红素水平检查。

2. 磁共振成像。

3. 术中胆道造影：开腹或腹腔镜手术，实施胆道造影检查是确诊胆道闭锁的唯一方法。

手术前三天，护士阿姨为石头修剪了指甲（避免抓挠皮肤），喂了肠道抑菌剂。手术前一天，护士阿姨又用细细的肛管、温热的生理盐水轻柔地清洗了石头的肠道。

　　术后石头安全返回了病房，他鼻子中多了一根管子。护士阿姨解释：这个管子是鼻胃管，它是为了减轻腹胀、避免误吸用的。这几天小石头可不能吃东西、喝水，必须等到胃肠道功能恢复了才可以。经过医生叔叔、护士阿姨的精心照顾，小石头伤口愈合得非常好，肛门也排气、排便了，皮肤颜色淡了起来，大便和小便的颜色也越来越正常了。出院的时候医生叔叔叮嘱石头爸爸，要长期坚持给石头服用退黄保肝的药，并记得定期复查。爸爸抱着石头，含着泪说："医生，谢谢您，我们都做好了长期配合治疗的准备，一定会按时服用药物，复查肝功能的。"

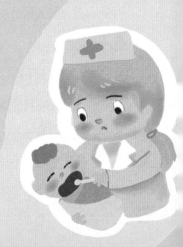

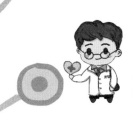

【医生叔叔有话要讲】

　　手术是胆道闭锁唯一的治疗方法。葛西手术是治疗胆道闭锁的标准术式，通过手术解除胆道梗阻，达到退黄的目的，但手术时机的把握非常重要，一般在出生后40天至80天手术预后较好，时间过晚则手术预后差，甚至会失去手术机会。当患儿术后退黄效果不好或出现严重肝硬化时，肝移植是唯一有效的治疗手段。家长如何早期发现胆道闭锁呢？除了观察小儿肤色，应用大便比色卡也是很好的方法。

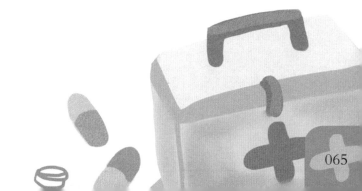

术后护理：

1. 保暖：加强保暖，新生儿入培养箱，低体温患儿预防硬肿症。

2. 饮食指导：禁食期间严格记录24小时出入量，定时复查生化、血气分析，合理补液，预防、纠正水电解质紊乱。关注患儿肠蠕动情况，肠蠕动恢复后在医生指导下加强营养，合理喂养。

3. 大小便观察：观察比较术后大小便颜色较术前有无改变。

4. 加强皮肤护理：观察皮肤黄染消退情况。

5. 体位与活动：麻醉清醒后，取半卧或低斜坡侧卧位休息。加强翻身，以促进肠蠕动。病情平稳后可将患儿抱离培养箱或抱离床活动。

6. 健康宣教：术后药物治疗和定期随访对病情的恢复很重要，出院后需继续遵医嘱服用保肝退黄的药物，避免服用对肝功能有损害的药物。定期复查，复查时间分别为：术后3周（伤口复查及拆线）、2个月、3个月、6个月、1年，以后每3～6个月复查1次。复查内容：肝功能、血常规、腹部B超。注意个人卫生，防止感冒、腹泻，增强患儿抵抗力，肝功能正常后3个月可补种疫苗。

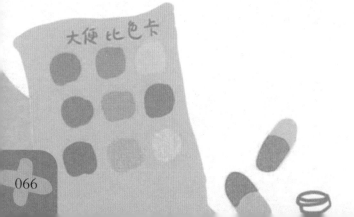

【知识拓展】

胆管炎的观察与治疗

胆管炎是葛西手术后最常见的并发症，发生率较高，有报道称可高达70%，危害较大，一旦发生需及早就医。

临床表现：（1）发热，体温有时可达39℃以上。（2）血常规提示白细胞及C反应蛋白（CRP）升高，CRP往往在30mg/L以上。（3）皮肤、巩膜黄染加重，血胆红素及转氨酶升高。（4）大便颜色变浅。（5）不明原因的哭闹、精神萎靡或烦躁、食欲减退等。

治疗方法：合理应用抗生素，葛西手术后胆管炎较为顽固，普通抗生素很难有效，常用三代头孢抗生素、碳青霉烯类抗生素、万古霉素、奥硝唑或甲硝唑等，且治疗时间较长，一般7~10天，严重时使用大剂量激素冲击治疗，必要时补充人血白蛋白及丙种球蛋白。

后果：术后胆管炎早期发生可引起肝门部梗阻，减少胆汁引流，影响手术效果；胆管炎反复发作还可加重肝纤维化程度，引起门静脉高压。当患儿术后退黄效果不好或出现严重肝硬化时，肝移植是唯一有效的治疗手段。

大便比色卡

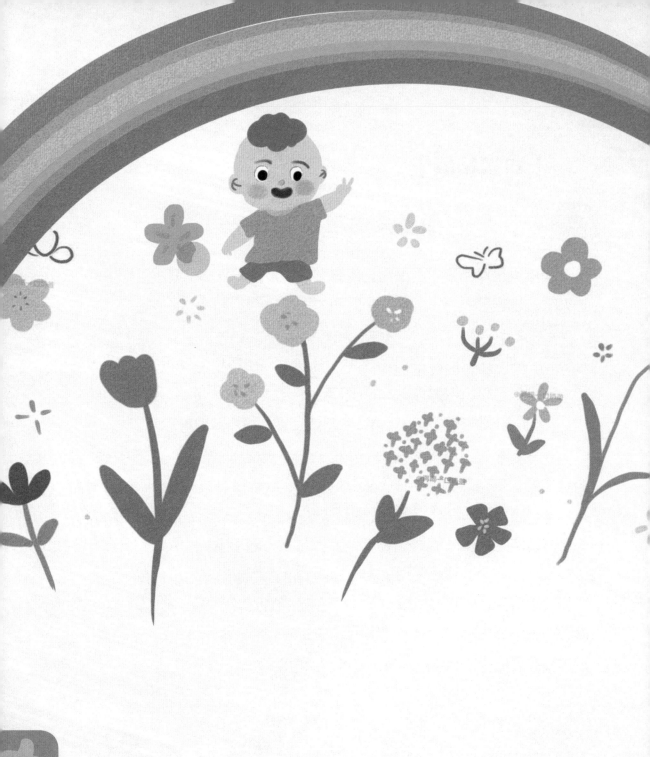

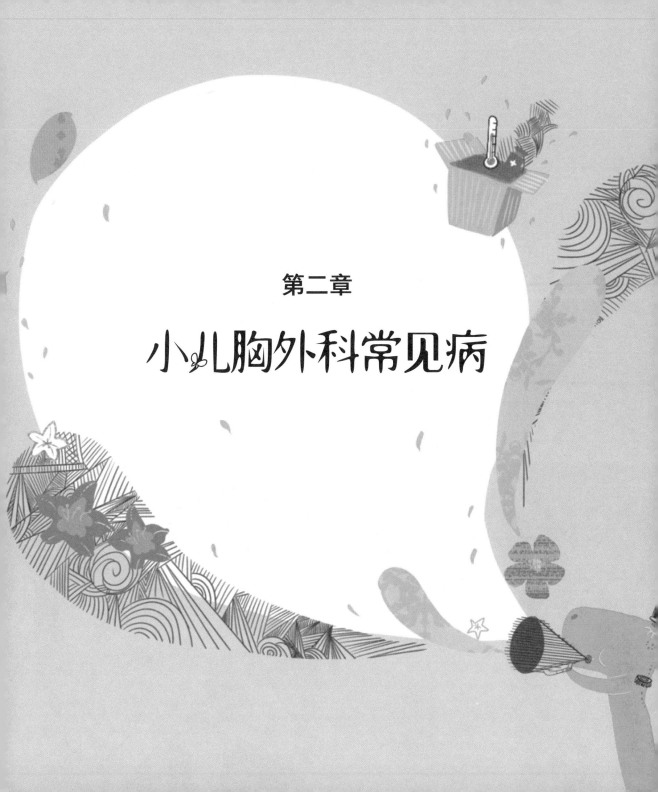

第二章

小儿胸外科常见病

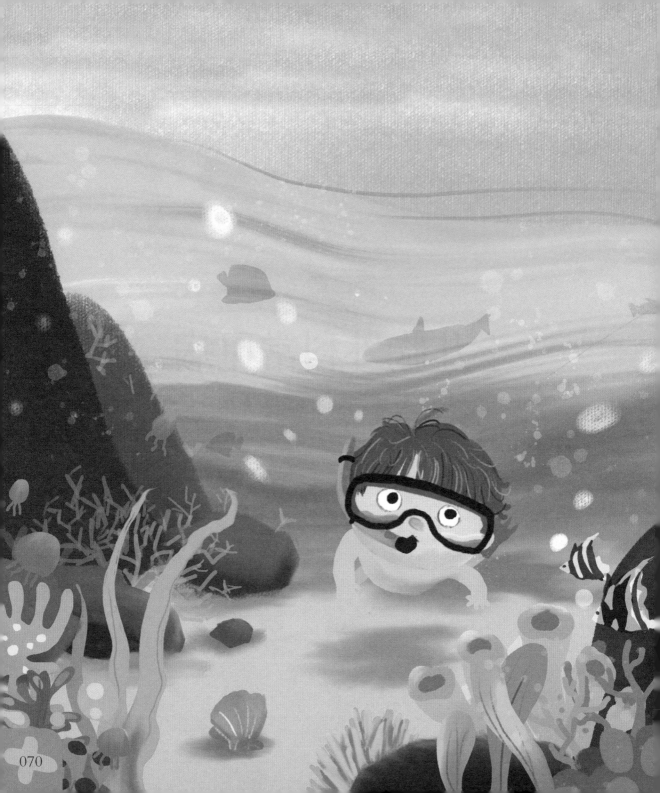

抬头挺胸做个小小男子汉

东东6岁了，他从小在爷爷奶奶身边长大，当然，东东的爸爸妈妈也很爱东东，为了让东东过上更幸福的生活，在东东很小的时候，他们就外出打工挣钱了，为了节约路费，常常几年才回一次家。

从3岁开始，东东就和其他小朋友有些不同，别人的胸膛都是平坦的，自己的胸膛却藏着一个"小小的山沟"，这几年凹陷越来越明显，可是东东平日里没有什么特殊症状，爷爷奶奶也没把它当回事。直到这个夏天，爸爸从远方打工回来才发现东东胸部的异常情况，爸爸马上带东东离开老家到四川大学华西医院小儿外科寻求帮助。医生看了看东东胸部外观，进行了胸部X线、心电图以及肺功能等相关检查，看着报告，医生告诉东东爸爸："这个是漏斗胸，需要手术矫正治疗，如果不及时治疗，以后可能会影响东东的肺部功能。"

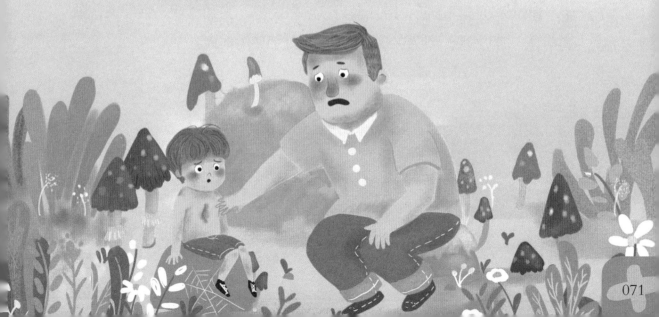

【医生叔叔有话要讲】

漏斗胸是一种常见的先天性胸壁畸形，约占前胸壁畸形的90％以上，发病率在0.1％~0.3％，男女比例为4：1，表现为胸骨、肋骨凹陷，呈漏斗状，腹前突，颈肩前倾，患儿常消瘦，喜静而少动，易发生呼吸道感染，活动后多有心悸、气喘等，还可能造成患儿自卑等心理障碍，属渐进式疾病，在出生时可能就已存在，但往往在几个月甚至几年后才愈发明显而被家长发现。手术是唯一的治疗方法。

检查手段：

通过外观即可诊断，患儿胸骨、肋骨凹陷，呈漏斗状，腹前突，颈肩前倾。辅助检查：胸部X线、心电图以及肺功能检查。

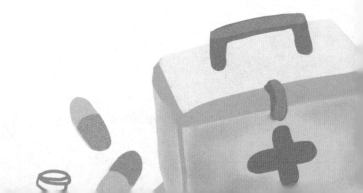

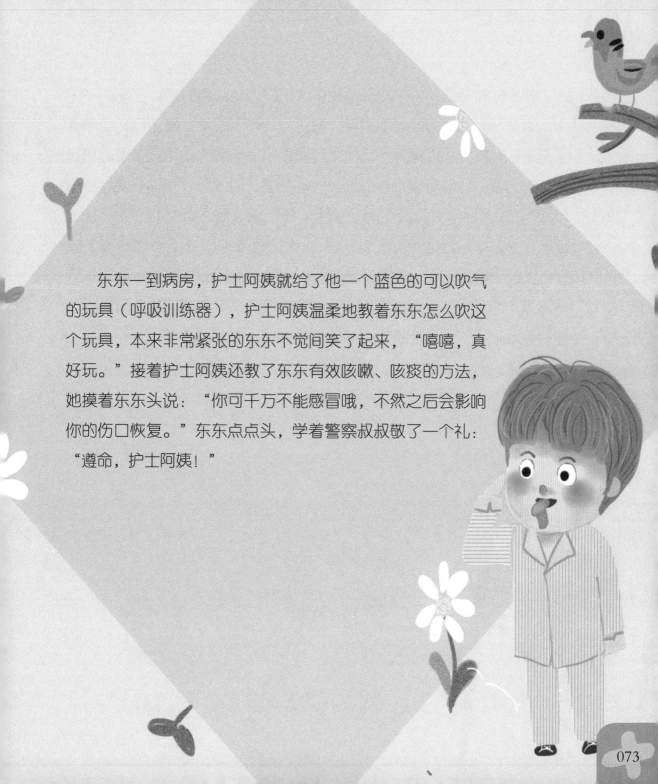

　　东东一到病房，护士阿姨就给了他一个蓝色的可以吹气的玩具（呼吸训练器），护士阿姨温柔地教着东东怎么吹这个玩具，本来非常紧张的东东不觉间笑了起来，"嘻嘻，真好玩。"接着护士阿姨还教了东东有效咳嗽、咳痰的方法，她摸着东东头说："你可千万不能感冒哦，不然之后会影响你的伤口恢复。"东东点点头，学着警察叔叔敬了一个礼："遵命，护士阿姨！"

手术顺利完成，东东胸部两侧多了巴掌大的白色纱布，凹陷的"山沟"消失了，他开心地想摸摸自己胸部，一举手却拉扯着伤口，疼得哭了起来："哎呀，好疼啊！"护士阿姨按了下他静脉血管连接着的镇痛泵，安慰道："镇痛泵会帮助你渡过难关的，记住可千万不要侧着睡觉哦。"东东感到疼痛似乎消散了很多。第二天，医生叔叔和护士阿姨鼓励东东坐起来，还帮助东东下床活动，给东东拍背，指导东东咳嗽、咳痰。在他们的帮助下，东东很快就可以出院了。出院前医生叔叔对东东嘱咐道："3个月内避免剧烈活动，记得几年后我们的约会哦，取钢板的时候再见。"

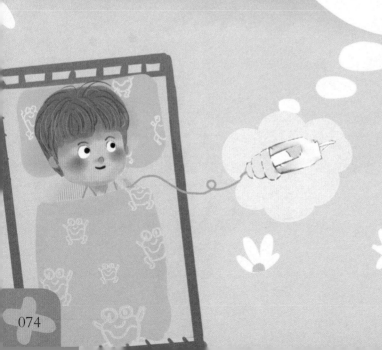

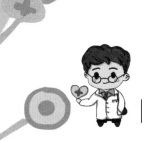

【医生叔叔有话要讲】

手术方法： 胸腔镜下微创漏斗胸矫形术（Nuss手术）在凹陷胸骨后插入金属板，抬高胸骨，不必切除肋软骨等任何组织器官。该手术创伤极小，术后护理方便，早期即可恢复活动，有利于心肺功能的恢复。

手术时机： 一般选择青春期后做手术，这时候胸廓已经发育成型，术后复发率低，但对于胸廓畸形严重、影响心肺发育及伴有合并症状者可早期进行手术治疗。

术后护理： （1）手术后呼吸道管理：常规使用镇痛泵、雾化吸入，指导患儿进行肺功能锻炼，指导有效咳嗽、咳痰，防止坠积性肺炎。（2）掌握术后活动标准：术后一周禁止侧卧，第二天可下床活动，1个月内背部保持挺直，2个月内不能弯腰搬重物，3个月内避免剧烈活动、扩胸运动及对抗性运动，尽量降低钢板移位的发生率。（3）门诊复查：术后第1、3、6个月定期复查，2~4年取钢板。

鸡　胸

鸡胸是胸骨向前方凸起的一种畸形，与漏斗胸相反，但其检查手段与治疗方法与漏斗胸相同。其发生率无确切统计，约占胸廓畸形的22%，男女比例为3∶1，约1/4伴有家族史。

病因：鸡胸分为先天性和继发性两类。先天性鸡胸指先天性肋骨过度生长，致使胸骨的中央部向前方凸起，同时与肋软骨结合部发生弯曲下凹，膈肌各部发育异常，剑突上的膈肌牵引力、胸壁的异常肌肉及剑突和膈肌之间异常肌束的牵拉都是胸骨前凸的原因，与缺钙无关。继发性鸡胸一般继发于佝偻病。

诊断要点：

1. 临床表现：根据特殊体征即可诊断。

2. 辅助检查：（1）CT检查；（2）超声心动图检查；（3）肺功能检查。

治疗方法：

手术方法：微创鸡胸矫正术，手术时机同漏斗胸。

术后护理：同漏斗胸。

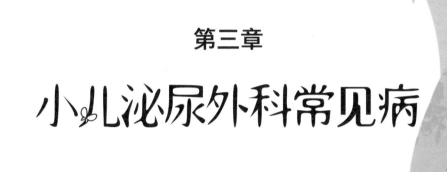

第三章

小儿泌尿外科常见病

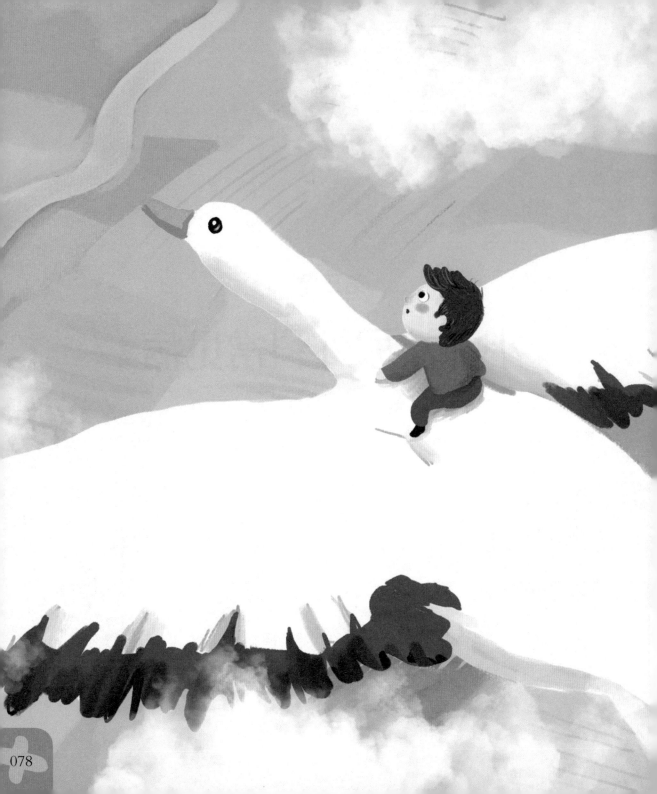

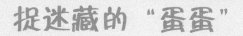

捉迷藏的"蛋蛋"

每个男孩两侧阴囊都有睾丸，6个月的男宝宝皮皮却只能看见一个，另一个玩起了捉迷藏，躲在皮皮的腹股沟管内。在皮皮2个月大的时候妈妈曾经带他去儿童保健科检查，医生告诉他们回家观察一段时间，看看调皮的睾丸自己会不会下降。可是过了很久，"蛋蛋"还是在躲着皮皮，不肯出来见他。于是，他们一起来到了四川大学华西医院。

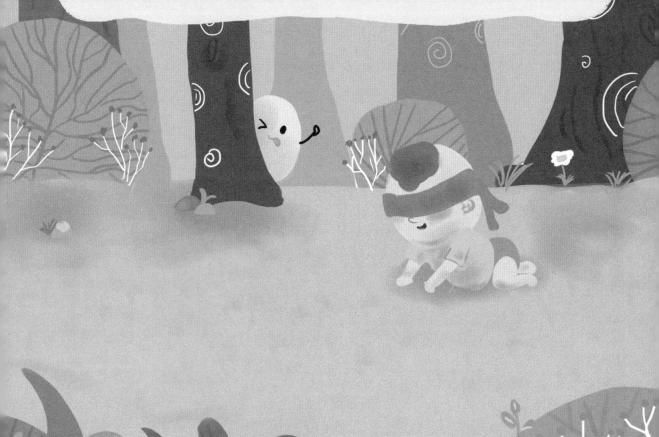

医生叔叔用布帘挡住皮皮，双手带着手套检查了皮皮两侧阴囊以及腹股沟区域睾丸位置。医生叔叔告诉皮皮妈妈："要通过手术使皮皮的睾丸下降到正常位置，如果长时间不治疗，隐睾症患儿成年以后生育能力会受影响，所以要尽快手术。"妈妈一听吓得脸色苍白，皮皮感觉到妈妈的害怕，用粉嫩的手掌摸了摸妈妈的脸，心里想着："妈妈，医生叔叔会帮助我找到那个藏起来的'蛋蛋'，让它乖乖回到阴囊里的。"

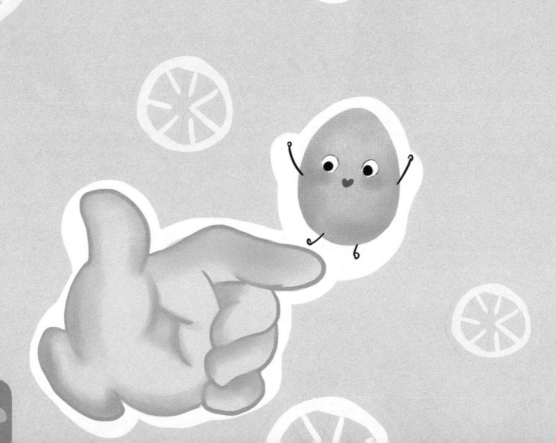

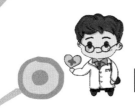

【医生叔叔有话要讲】

　　隐睾症，也称睾丸未降或睾丸下降不全，是小儿外科较常见的先天性泌尿系统疾病，单侧多见。患儿6个月以内睾丸仍可能继续下降，6个月以后继续下降的机会明显减少。隐睾症患儿一般无自觉症状，家长可发现患侧阴囊明显发育不良，阴囊内空虚，不能扪及睾丸。因隐睾易并发睾丸扭转、癌变和男性不育等，所以隐睾症患儿应尽早手术。

　　临床表现及辅助检查：

　　1. 临床表现：患侧阴囊空虚，不能扪及睾丸。

　　2. 辅助检查：对不能扪及的隐睾行超声检查、CT检查，对判断患侧有无睾丸及隐睾所处位置有一定的帮助。近年来，腹腔镜作为一种探查和治疗手段，取得了较满意的效果。

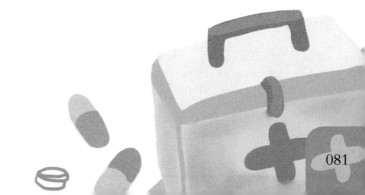

手术很快就完成了，术后调皮的"蛋蛋"真的出现了，它和另外一个"蛋蛋"一样正乖乖躺在自己的小房子里睡觉呢！医生告诉皮皮妈妈："皮皮的伤口很小，但是也要注意伤口敷料不要被小便弄脏了。"皮皮妈妈点着头，很开心，因为皮皮和他的"蛋蛋"终于都可以回家了。

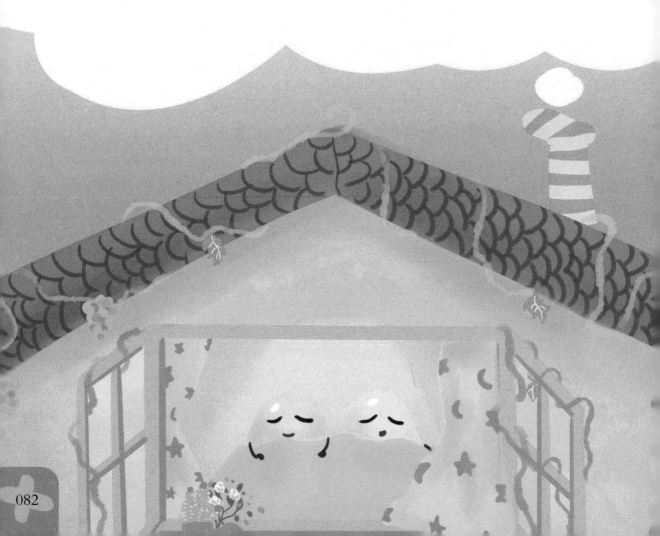

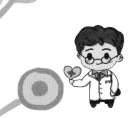

【医生叔叔有话要讲】

治疗方法：

一旦确诊隐睾症，患儿6个月后应尽早手术。手术方式分为腹腔镜隐睾下降固定术（适用于高位隐睾、腹膜后隐睾及怀疑睾丸缺如或萎缩的患儿）、经腹股沟隐睾下降固定术及经阴囊隐睾下降固定术（适用于低位隐睾的患儿）三种，其目的是松解精索，在无张力情况下将睾丸放入阴囊。

术后护理：

隐睾术后需卧床休息，特别是阴囊有伤口的患儿，应避免长时间站立、行走，勿做跑、跳等剧烈活动，以免造成阴囊内渗出增加，加重肿胀。同时保持伤口敷料清洁、干燥，避免大小便污染伤口，造成感染。

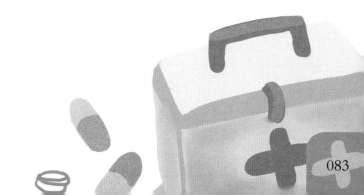

【知识拓展】

隐睾症的诊断应特别注意与回缩睾丸、滑动睾丸相鉴别。

回缩睾丸多发生在5~6岁，患儿睾丸大小正常，提睾肌反射比较活跃，寒冷或惊吓刺激等可引起提睾肌强烈收缩，致睾丸向上回缩离开阴囊，刺激因素消除后则可自行回落入阴囊，也可用手轻柔向下推移睾丸，使之移至阴囊内，并能停留片刻。

滑动睾丸是指睾丸位于阴囊上极，在阴囊和腹股沟管之间来回活动，表现为患侧阴囊空虚，用手向下推移睾丸，睾丸可牵拉至阴囊内，但松手后立即回缩至腹股沟处，可引起睾丸扭转、睾丸发育不良或萎缩及少精症等并发症，以手术治疗为主，术后护理同隐睾症。

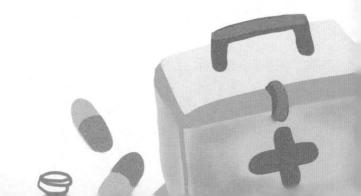

"小鸡鸡"的故事

　　超仔是个六岁的胖男生，不知道为什么，他的"小鸡鸡"一直都比别的男生小，而且尿尿的时候很费劲，有时脸憋得通红，"小鸡鸡"还会痒痒的、痛痛的。其他小朋友都在嘲笑他，超仔好自卑，连尿尿都得躲着大家。爸爸妈妈见他越来越不开心，于是就带超仔去看医生。

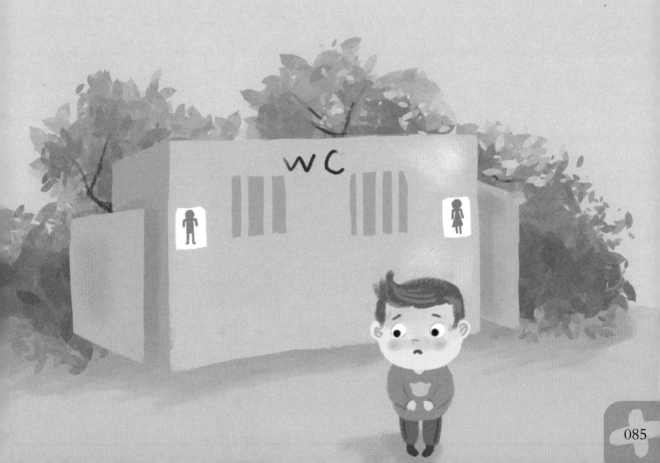

医生说这是隐匿阴茎，不治疗的话不仅会影响外观，还会引起尿路感染。怪不得"小鸡鸡"老是又痒又痛的。

　　护士阿姨给超仔抽了血，还给了他一个红色的小杯子，让超仔尿在这个杯子里（尿常规检查），并给他的屁屁里塞了一个滑溜溜的东西（开塞露），之后让爸爸妈妈把超仔的"小鸡鸡"清洗干净，为第二天的手术做好准备。

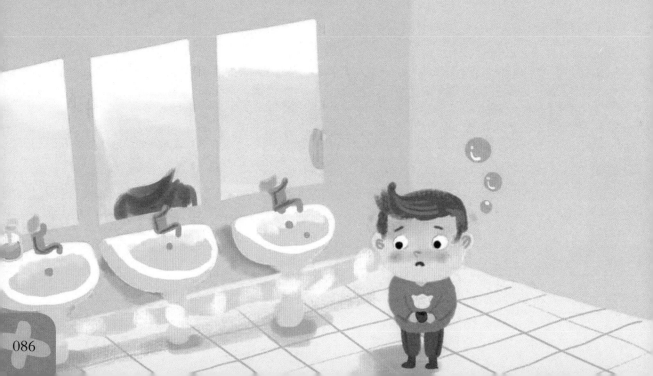

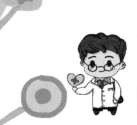

【医生叔叔有话要讲】

　　隐匿阴茎、包茎、包皮过长都属于阴茎畸形，阴茎藏于包皮内易引起感染，术前要进行尿常规及血常规检查（不需空腹），术前一天要做肠道准备。

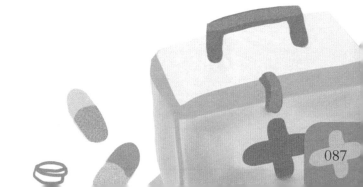

手术很成功，超仔的"小鸡鸡"被罩上了一个"鸡笼"，护士阿姨解释道：这个"鸡笼"是为了保护超仔的"小鸡鸡"，让"小鸡鸡"不被其他东西摩擦。醒来后的第六个小时，在护士阿姨的指导下超仔开始饮水、进食易消化的食物了，护士阿姨还告诉超仔从现在起要做个水宝宝，即多喝水。虽然"小鸡鸡"做了手术，但超仔并不觉得丢脸，因为他再也不用担心小朋友们嘲笑他了。出院的时候，医生叔叔告诉他们回家以后还是要坚持多饮水，每天用2％～3％的温盐水坐浴，并且记得定期复查！

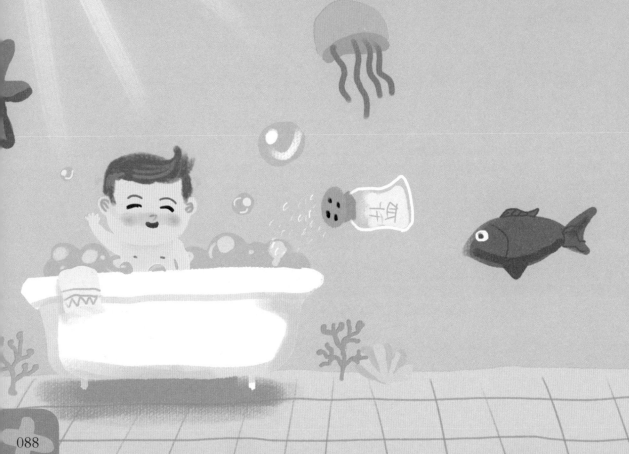

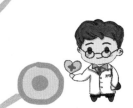

【医生叔叔有话要讲】

术后要鼓励患儿多饮水，预防尿路感染，保持伤口敷料清洁、干燥，穿宽松衣裤，每天以2％～3％的温盐水坐浴3次，直至伤口敷料掉落，切忌强行撕脱伤口敷料。

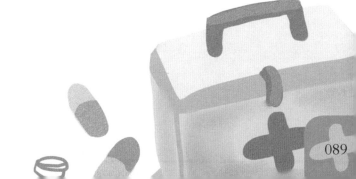

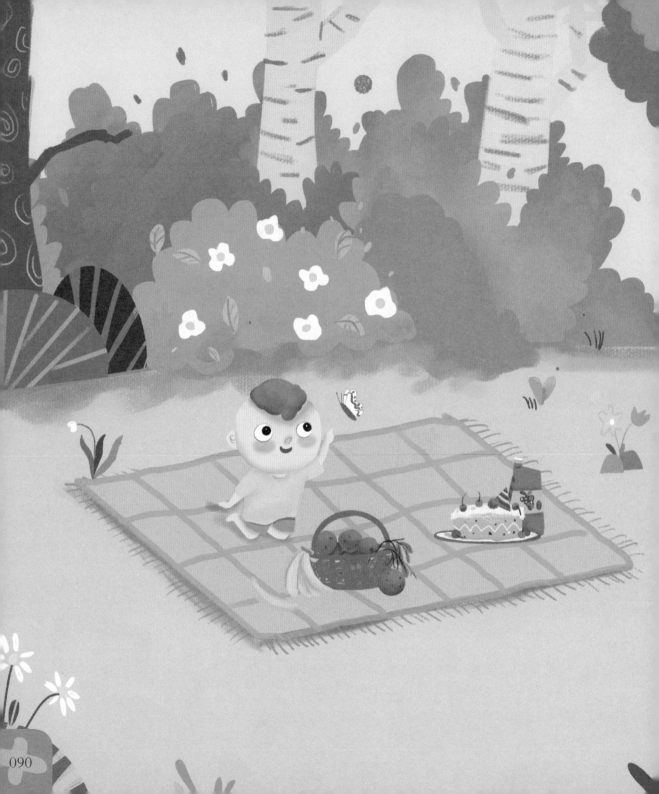

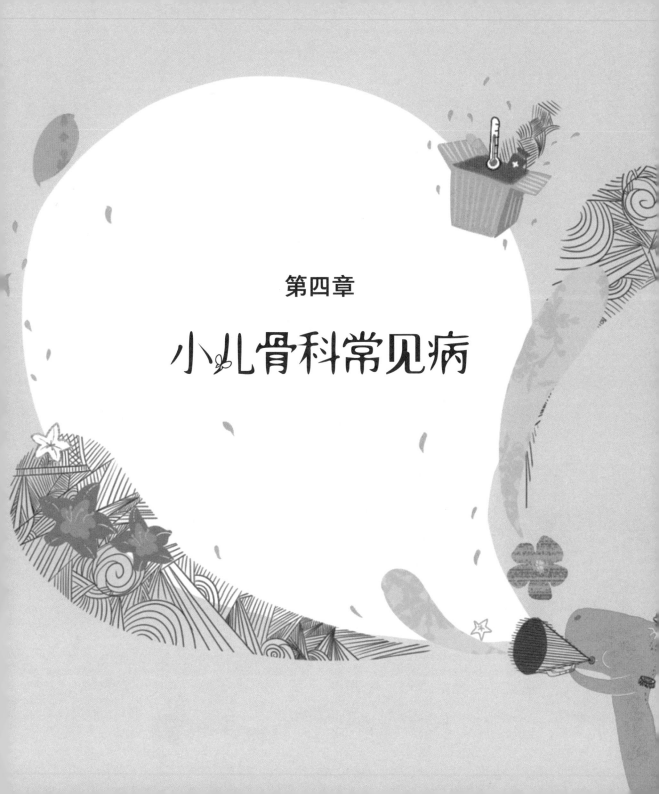

第四章

小儿骨科常见病

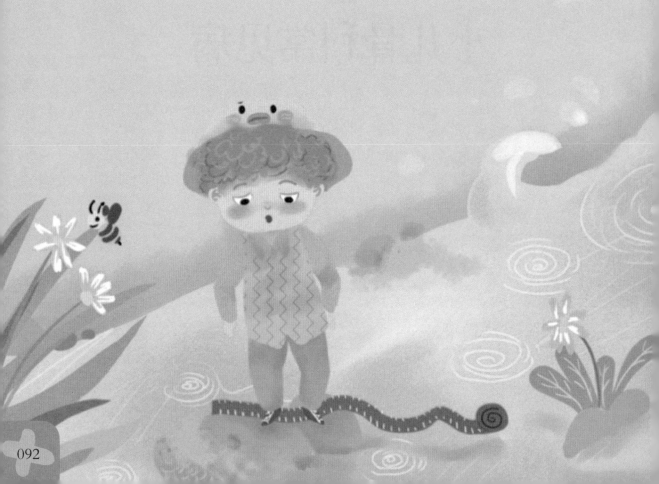

不对称的脸

可可是一个5岁的女宝宝，因为头一直歪向一边，所以幼儿园里的小朋友们给她取了一个"歪脖子"的外号。其实，可可的脖子之前并不是很歪，但是最近不知道怎么的，脖子歪得好明显，有时候还很疼。有一次可可妈妈给她照镜子的时候突然发现可可的脸部一边大一边小，并且看人的时候也是"斜瞟眼"。可可妈妈开始担心了，于是带可可去看医生。

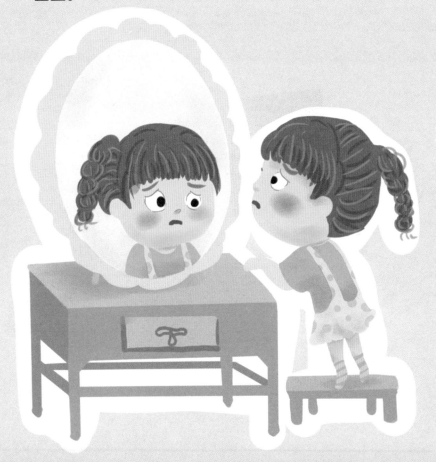

来到了医院，可可认识了什么是"B超"，什么是"X线"，这些高大上的仪器她现在也见识了一回，可可可激动了！检查完毕，医生告诉他们，这是一种叫"肌性斜颈"的病，需要手术治疗。

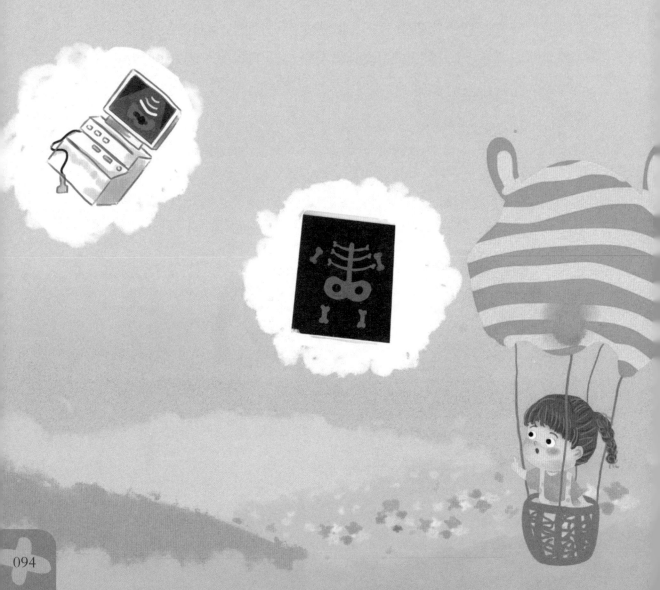

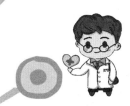 【医生叔叔有话要讲】

　　肌性斜颈是指由于一侧胸锁乳突肌纤维化挛缩引起的一种先天性畸形，其典型症状为：特征性歪头（头偏向患侧），颈部旋转受限，有可触及的包块，是小儿常见畸形，随着患儿年龄的增加，会继发其他畸形，如斜视、面部不对称、颈椎侧弯等。治疗越早，疗效越好。通过B超、X线检查即可确诊。

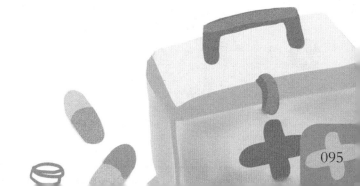

再一次睁开双眼的时候，可可觉得脖子好痛，并且脖子动不了了，因为脖子上戴了一个像头盔一样的东西（头颈胸石膏）。妈妈告诉可可："宝宝，手术做完了，你再也不是歪脖子了！"听到这个好消息，可可开心地笑了。医生叔叔来到床旁告诉他们手术很成功，但是要坚持佩戴"头盔"，要不然脖子还是会歪回去的！贴心的护士阿姨还给可可的下巴垫了一层软软的毛巾，说这样既可以保护被石膏裹起来的皮肤，又可以保持石膏的清洁。可可在病房里欢呼："真棒！我不久后就可以摆脱'歪脖子'这个难听的绰号了！"

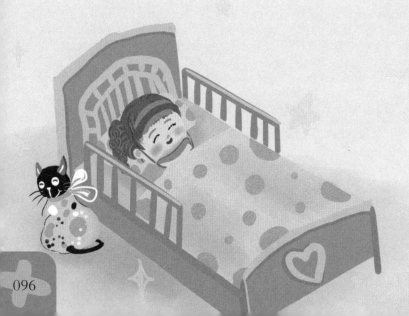

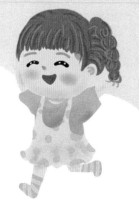

　　过了一段时间，可可的父母带可可去医院取下了厚重的"头盔"，可可觉得自己的脖子终于自由了！但是医生告诉他们，回去后还是要继续坚持功能锻炼，这样才能达到手术的最佳效果。在大家的一起努力下，可可坚持锻炼，现在终于没人再叫可可"歪脖子"了。

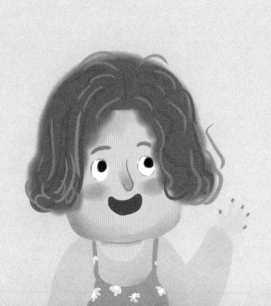

【医生叔叔有话要讲】

治疗手段：

对不足1岁的患儿可采取非手术治疗，如局部热敷、卧床固定、手法按摩、手法扳正等，治疗时间通常为6个月至1年。非手术治疗失败及大于1岁的患儿应及早手术治疗，且手术治疗最佳年龄为1～3岁，术后配合主动、被动姿势（头颈胸石膏、头颈胸支架、颈托等）矫形。对5岁以上能合作的患儿，术后2天开始行枕颌带牵引，牵引1～2周再行头颈胸石膏或外支架固定6周左右，石膏解除后每日行手法扳正，向过度矫正方向做自主活动。石膏固定期间注意预防压疮、误吸、跌倒，及时更换石膏内衬垫，保持皮肤清洁、干燥。

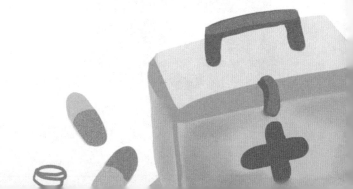

快乐的奔跑

　　明明是一名生活在大山里的7岁男孩。平日里，他最爱做的事情就是摆弄爸爸妈妈从山里采集回来的各种"神奇植物"，他也渴望有一天可以和爸爸妈妈一起翻山越岭，去探寻大山的奥秘。可是出生时，明明的两只小脚丫就是内收内翻畸形。这几年，爸爸带着明明四处求医，但是由于住在偏远地区，医疗技术、资源有限，明明始终没有得到很好的治疗。

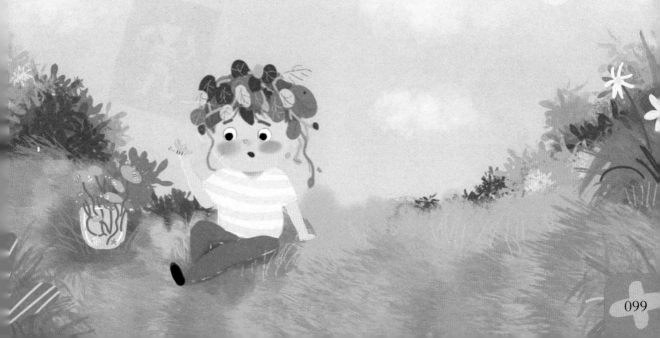

明明跟着爸爸来到了镇医院，一位和蔼可亲的医生叔叔接待了他，医生叔叔详细检查了明明双足肌力情况，还进行了X线检查。医生叔叔指着X线报告说："孩子，你得去做双侧马蹄内翻足矫正术，现在开始，你要每天用温水泡2～3次脚，每次30分钟，同时按摩足内侧皮肤，以软化紧张肌肉及肌腱。"

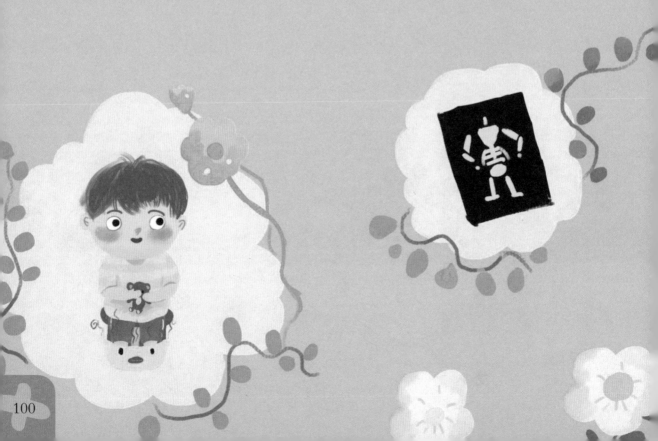

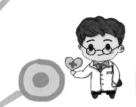

【医生叔叔有话要讲】

马蹄内翻足是一种常见的先天性畸形足，主要有四大典型表现：①马蹄样足下垂；②足内翻；③前足内收、跖屈；④小腿（胫骨）内旋，小腿肌肉萎缩。

马蹄内翻足可分为松弛型、僵硬型和中间型，婴儿期多为松弛型，畸形轻，骨骼无畸形改变，手法被动背伸外翻可以矫正其马蹄内翻畸形，能使患足达到或接近中立位；僵硬型表现为畸形呈僵硬固定状态，骨骼变形，手法不能矫正，幼儿表现为走路推迟、步态不稳；中间型介于松弛型、僵硬型两者之间，具部分可塑性，临床多见。

检查手段：

通过查体可以全面评估马蹄内翻足的严重程度，X线检查可辅助诊断。

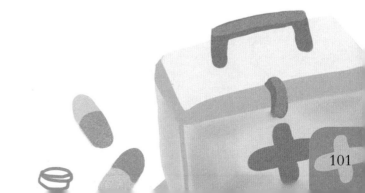

明明望着天花板，4个小时前，他已经顺利完成了手术，现在他双下肢裹上了厚厚的白色"长筒靴"，只露出了脚趾。明明笑着说："爸爸，在老家我不用穿靴子也可以保暖了。"康复治疗师也笑了："明明，这个是石膏托，是为了矫正畸形双足，拆除它之前你不能下地负重，石膏需固定6周左右，要根据骨骼愈合情况决定拆除石膏的时间，现在你要配合我学习远端关节主动活动以及石膏内肌肉舒缩活动的方法。"明明点点头，他开心极了。

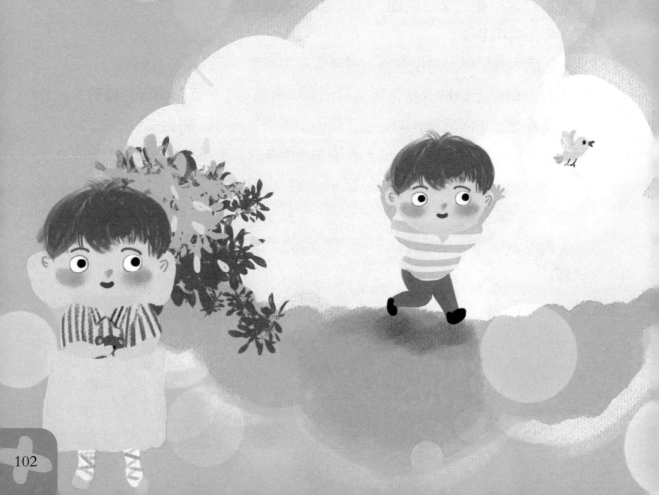

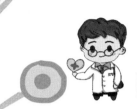

【医生权叔有话要讲】

马蹄内翻足的治疗分为非手术治疗和手术治疗，非手术治疗适用于出生后6个月以内的松弛型和中间型马蹄内翻足，一般出生后7~10天即可进行治疗，畸形矫正后用绷带或石膏固定，此法可持续至患儿1岁。手术治疗适用于手法复位失败者和僵硬型患儿，通常出生6个月后进行。

术后护理：

1. 合理应用镇痛泵。

2. 术后6小时即可正常饮食。

3. 需卧床休息，抬高患肢，使肢端高于心脏10~20厘米，以促进血液及淋巴液回流，减轻肿胀。

4. 石膏需固定6周左右，根据骨骼愈合情况决定是否拆除石膏，并逐步下床活动，石膏固定期间患足勿下地负重，伤口愈合（约2周）前，避免垂足姿势抱患儿，同时注意观察患肢血液循环，预防压疮。

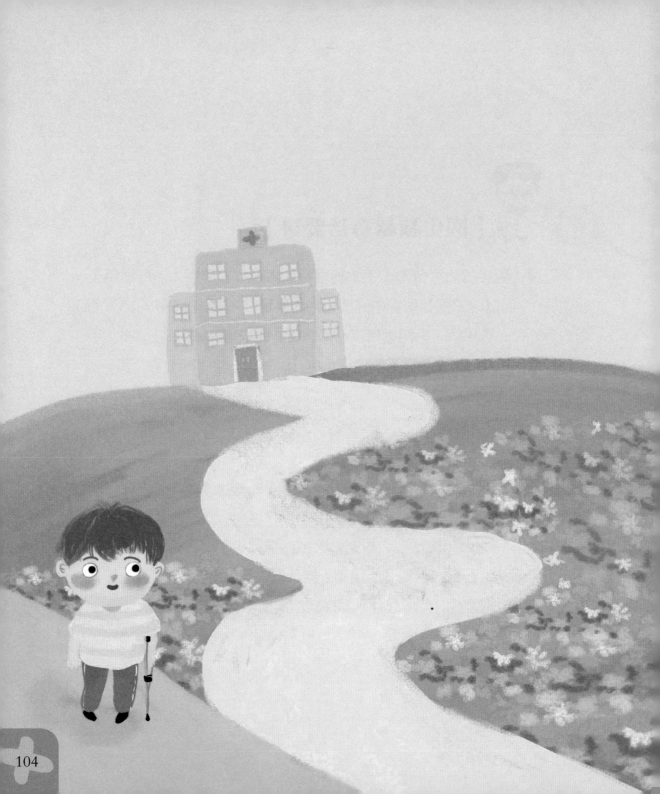

不招人喜欢的"猩猩"腿

　　"亮亮，该你体检了。"社区医院的医生叔叔喊道，亮亮（6岁）躲在同学身后，听到医生的话一摇一摆地走了出来，小朋友们都笑了起来。因为走路像猩猩一样，又难看又滑稽，有的同学背地里叫他"小猩猩"。亮亮觉得很委屈，眼眶内含着泪水。

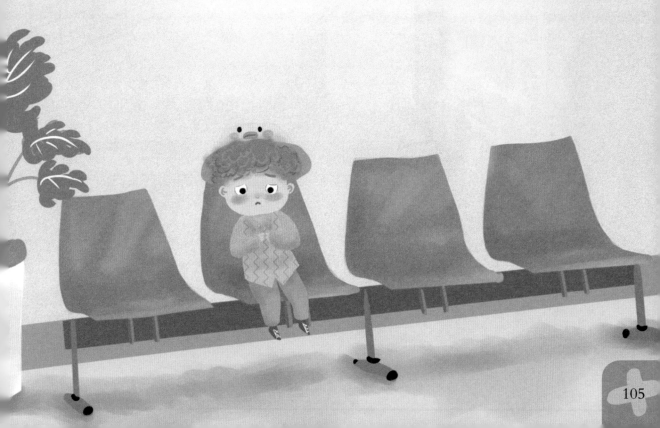

医生叔叔制止了孩子们的行为，拉着亮亮仔细观察他走路姿态，认真测量了亮亮双足间距。医生对老师说：这个孩子是"O"型腿，需要手术矫正。

于是，亮亮被爸爸妈妈带到了四川大学华西医院小儿外科。医生叔叔为亮亮做了X线检查。医生叔叔告诉爸爸妈妈，因为过了保守治疗年龄段，现在亮亮只能通过手术来治疗。

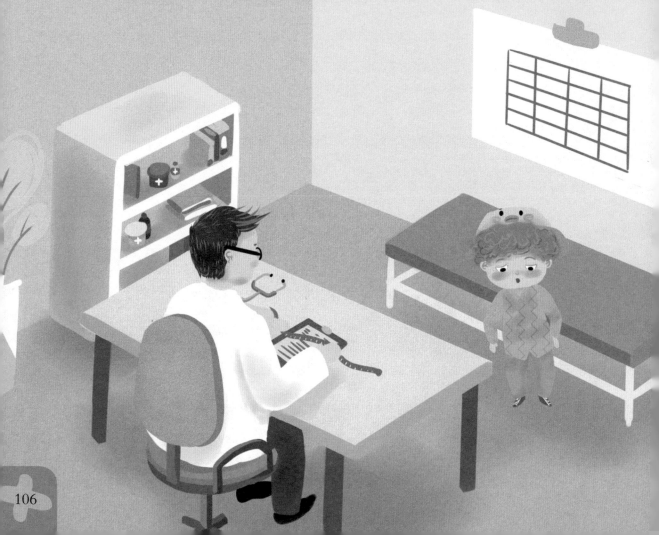

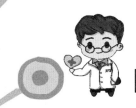

【医生叔叔有话要讲】

"O"型腿和"X"型腿专业术语分别叫膝内翻和膝外翻，保守治疗效果不佳时就要行手术治疗。其发病与先天遗传因素有关，也与后天走路姿势不正确、婴幼儿时期尿不湿使用不当等因素有关。

临床表现：

上下肢比例失调，畸形，部分有膝关节疼痛及活动受限，走路姿势改变，容易摇摆，呈鸭步步态或者跛行。

检查手段：

X线检查。

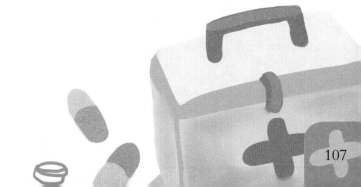

"啊，好疼！什么东西裹在我脚上啊？阿姨可不可以帮我拿走？"术后安全回到病房的亮亮哭泣着。

护士阿姨微笑安慰道："亮亮，这个石膏托是为了固定双下肢骨头，让它们更好地生长，石膏还要跟随你一段时间，接下来你要积极配合康复训练，加强自身营养。现在我要把你双脚垫起来，这样可以缓解肿胀，促进血液循环。"

亮亮忍着双下肢疼痛点点头，问道："阿姨，我以后就不是'小猩猩'了对不对？我也可以快乐奔跑了，对吗？"护士阿姨轻抚着他的脸："是的，坚持锻炼，定期复查，内固定物取掉以后，你就可以走模特儿步了。"亮亮被护士阿姨的话逗笑了，他笑得很开心。

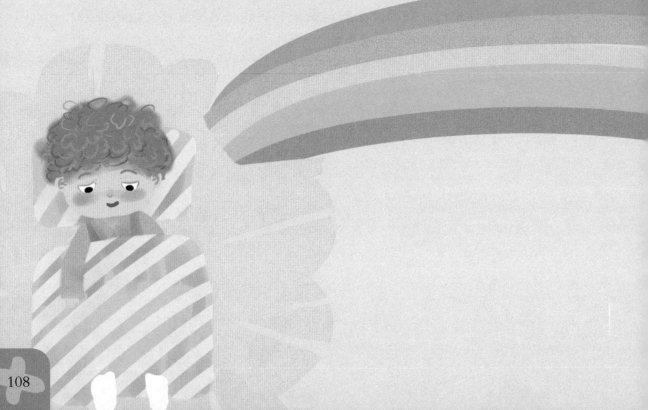

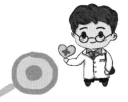 【医生叔叔有话要讲】

术后护理：

1. 观察肢端循环，患肢抬高制动。

2. 学会术后床上大小便，按摩受压部位皮肤，以免发生压疮。

3. 做好石膏护理，保持石膏清洁、干燥。

4. 定期复查。

"O"型腿和"X"型腿的预防方法：

1. 补充维生素D：很多家长以为给孩子补钙就可以了，往往忽略了给孩子补充维生素D。其实维生素D可以促进钙、磷吸收，也有预防佝偻病的作用。

2. 尽量避免趴睡、跪坐：虽然没有直接证据证明趴睡会对宝宝的腿型造成不良影响，但是当宝宝趴睡时，他的脚踝会呈内翻或外翻状，长此以往，可能影响他的腿型。一些正在学爬或是学走路的小朋友，可能会出现爬一爬就跪坐起来的状况，小朋友跪坐时，他的脚大多呈外翻状，这时候家长们最好帮宝宝改变脚的姿势，使脚恢复到正常的状态，以便有效预防"O"型腿。

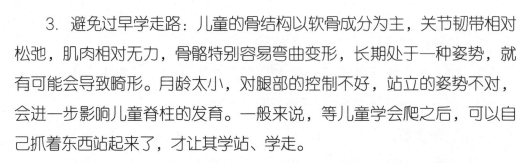

3. 避免过早学走路：儿童的骨结构以软骨成分为主，关节韧带相对松弛，肌肉相对无力，骨骼特别容易弯曲变形，长期处于一种姿势，就有可能会导致畸形。月龄太小，对腿部的控制不好，站立的姿势不对，会进一步影响儿童脊柱的发育。一般来说，等儿童学会爬之后，可以自己抓着东西站起来了，才让其学站、学走。

4. 选择适合尺寸的纸尿裤：穿纸尿裤不会造成"O"型腿，但是对于学站、学走期间的儿童，在纸尿裤的选择上有一些事项需要注意。例如，不要一味追求裆部设计过宽；不要让纸尿裤积存尿量过多；针对宝宝不同成长阶段的不同需求选择纸尿裤，否则会使腿部受到外界压力，影响发育。

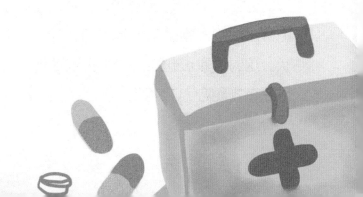

爱跳舞的女孩

住在偏远城镇的美美8岁了，她有着长长的睫毛，小小的红嘴唇，可爱极了。可是，她走路却是摇摇摆摆的，像小鸭子一样，特别容易摔跤。美美最爱趴在舞蹈教室窗口看小朋友们跳舞，每每看到穿着公主裙翩翩起舞的小女生，她都会看着自己的腿抱怨：为什么我会有这个讨厌的病，为什么？美美天真无邪的脸上浮现出无限悲伤。

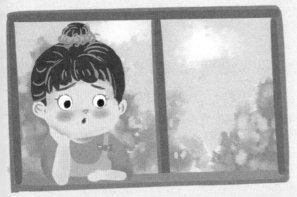

一天，一位舞蹈老师发现了每天都来观看的美美，也看到了她一摇一摆离开的身影。老师急忙追上美美："孩子，你的腿是可以医治的。"

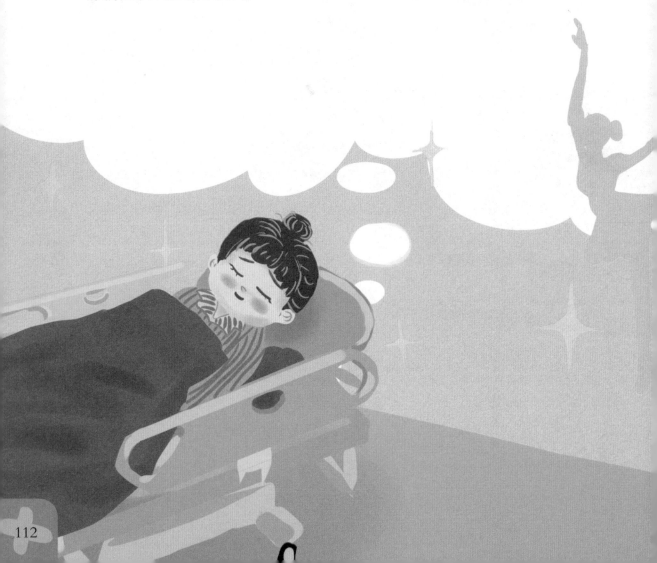

　　美美一家跟着老师来到了四川大学华西医院，一位医生叔叔详细为美美进行了体格检查，还进行了X线检查。看到结果后医生告诉美美：这是先天性髋关节发育不良，需要手术治疗矫正。

　　经过充分的术前准备，美美被推进了手术室，她一点也不害怕，静静躺在手术室等待手术。

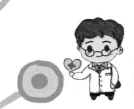

【医生叔叔有话要讲】

发育性髋关节发育不良又称先天性髋关节脱位，是四肢畸形中最常见的一种，是指出生前后（也包括出生过程中）发生的髋关节脱位。

临床表现：

1. 早期：（1）双臀纹、大腿皮纹不对称，腹股沟变宽，臀部扁平；（2）双大腿屈曲、外展受限。

2. 晚期（会走路以后的患儿）：步态异常，单侧髋关节脱位时步态呈摇摆式跛行，双侧脱位时出现典型的"鸭步"，臀部明显后突。

检查手段：

1. 早期：新生儿及半岁内的小婴儿因股骨头骨骺未骨化，X线显影效果不好，超声波检查作为首选方法。

2. 晚期：骨盆X线检查。

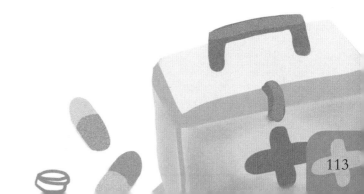

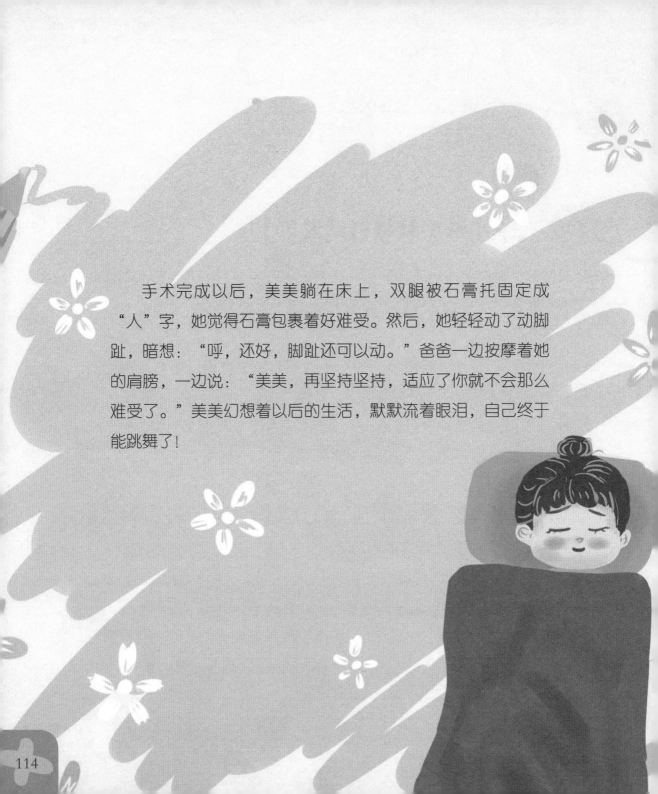

　　手术完成以后，美美躺在床上，双腿被石膏托固定成"人"字，她觉得石膏包裹着好难受。然后，她轻轻动了动脚趾，暗想："呼，还好，脚趾还可以动。"爸爸一边按摩着她的肩膀，一边说："美美，再坚持坚持，适应了你就不会那么难受了。"美美幻想着以后的生活，默默流着眼泪，自己终于能跳舞了！

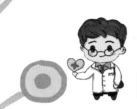

【医生叔叔有话要讲】

发育性髋关节发育不良的病因复杂，种族、遗传与环境因素等均有重要意义，提倡出生后进行儿童保健检查，早期发现，及时进行干预治疗。治疗方式为1岁半以内的患儿采取保守治疗，包括牵引复位、各种外展支架、石膏固定及手法复位等。开放复位及复位后维持髋关节稳定的各类手术，适用于闭合复位失败及1岁半以上的患儿。

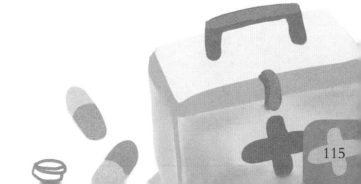

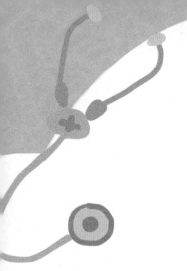

术后护理：

1. 术后佩戴髋石膏托，要保持石膏清洁、干燥，防止大小便污染。拆除石膏时间根据手术方式、康复情况而定。

2. 定期门诊复查，闭合复位后根据复位情况继续更换石膏或外固定支架。

3. 开放复位石膏外固定术后继续坚持功能锻炼，注意避免患肢内收和内旋。

4. 术后长期避免双下肢剧烈活动。

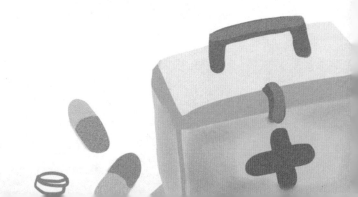